YAOBEITONG ZIWO
KANGFU ZHINAN

腰背痛自我康复指南

通过四个阶段的训练预防缓解肌肉紧张

［法］吉尔伯特·博伯特 著　尹承昊 译

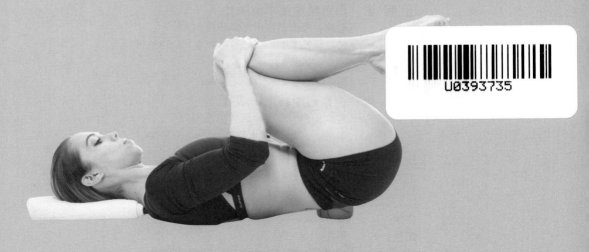

山东科学技术出版社
·济南·

Originally published in French by Éditions Vigot, Paris, France under the title: *Objectif anti mal de dos* 1st edition © Éditions Vigot 2017. Simplified Chinese translation edition © 2022 by Shandong Science and Technology Press Co., Ltd.

版权登记号：图字 15-2019-149

图书在版编目（CIP）数据

腰背痛自我康复指南 /（法）吉尔伯特·博伯特著；尹承昊译. -- 济南：山东科学技术出版社，2022.6
　　ISBN 978-7-5723-0927-4

Ⅰ.①腰… Ⅱ.①吉… ②尹… Ⅲ.①腰腿痛—恢复（运动生理）—指南 ②背痛—恢复（运动生理）—指南 Ⅳ.①R681.5-62

中国版本图书馆CIP数据核字（2022）第029953号

腰背痛自我康复指南
YAOBEITONG ZIWO KANGFU ZHINAN

责任编辑：王兆阳　张丽炜
装帧设计：侯　宇

主管单位：山东出版传媒股份有限公司
出 版 者：山东科学技术出版社
　　　　　地址：济南市市中区舜耕路517号
　　　　　邮编：250003　　电话：（0531）82098088
　　　　　网址：www.lkj.com.cn
　　　　　电子邮件：sdkj@sdcbcm.com
发 行 者：山东科学技术出版社
　　　　　地址：济南市市中区舜耕路517号
　　　　　邮编：250003　　电话：（0531）82098067
印 刷 者：山东彩峰印刷股份有限公司
　　　　　地址：山东省潍坊市潍城经济开发区玉清西街7887号
　　　　　邮编：261057　　电话：（0536）8311611

规格：16开（185 mm×245 mm）
印张：9　字数：100 千
版次：2022年6月第1版　　2022年6月第1次印刷
定价：65.00元

目 录

1 导言

始终保持背部伸直·······2
了解腰背痛·······2
你的腰背部是否有伤痛隐患·······5
运动：必要，但一定要十分谨慎·······7
注意日常保养·······10
注意坐姿·······11
纠正错误体态·······12

训练法则·······15
分阶段设计训练计划·······15
如何设计训练日内容·······15
热身与放松·······16
如何开始练习·······17

2 阶段性训练计划

第一阶段　拉伸训练·······21
灵活性训练动作·······23
① 骨盆翻转练习·······23
② 仰卧单侧屈膝拉伸练习·······25

③ 仰卧屈膝拉伸练习·······25
④ 仰卧屈膝旋转练习·······26
⑤ 仰卧单侧竖腿拉伸练习·······27
⑥ 侧卧单腿屈膝拉伸练习·······28
⑦ 肩部旋转练习·······29
⑧ 仰卧单臂肩部拉伸练习·······31
⑨ 脊柱旋转练习·······32
⑩ 平躺拉伸·······33
⑪ 臀桥练习·······35
⑫ 两头起拉伸练习·······35
⑬ 仰卧屈膝90°拉伸练习·······36
⑭ 颈部拉伸练习·······37
⑮ 站姿水平十字拉伸练习·······38
⑯ 胸部拉伸练习·······39
⑰ 肩胛拉伸练习：双手向前伸直·······41
⑱ 腰部卷曲练习·······43
⑲ 背阔肌与腹斜肌拉伸练习·······45
⑳ 站姿腘绳肌拉伸练习·······47
㉑ 站姿股四头肌拉伸练习·······49
㉒ 弓箭步拉伸练习·······50
㉓ 跪姿圆背拉伸练习·······51
㉔ 跪姿健身球伸展练习·······52
㉕ 跪姿腰肌拉伸练习·······53
㉖ 俯卧屈腿拉伸练习·······55
㉗ 跪姿俯身拉伸练习·······56

训练计划……57
计划细节……57
拉伸训练动作分类……57

第二阶段　核心训练……63
腹部训练……64
28 卷腹……65
29 仰卧举腿……66
30 两头起……67
31 侧向卷腹……67
32 单腿屈膝侧向卷腹……68
33 仰卧直腿单侧卷腹……69
34 半程平板支撑……70
35 平板支撑……71
脊柱肌群训练动作……72
36 臀桥……72
37 四种臀桥变式练习……73
38 俯身十字伸展练习……75
39 四种膝盖触地的侧桥练习……76
40 俯卧挺身练习……77
41 W形俯卧挺身练习……78
42 俯卧交叉伸展练习……79
43 俯卧十字练习……81
训练计划……82
计划细节……82

第三阶段　腿部、背部及脊柱训练……94
腿部训练动作……95
44 椅子深蹲练习……96
45 单腿深蹲练习……98
46 健身球深蹲练习……99
47 椅子箭步蹲练习……100
48 登台阶练习……102
背部训练动作……104
49 单臂弹力带划船练习……105
50 坐姿弹力带划船练习……106
(51) 弹力带水平拉伸练习……107
脊柱肌群训练动作……108
(52) 站躬身练习：第一阶段……108
(53) 站躬身练习：第二阶段……110
(54) 站躬身练习：第三阶段……111
(55) 站姿侧桥练习：4种变式动作……112
(56) 俯卧伸髋练习……113
(57) 俯卧交叉伸髋练习……114
(58) 站姿交叉伸髋练习……114
(59) 健身球俯身练习……115
训练计划……116
计划细节……116

第四阶段　功能性训练……125
功能性训练……126
(60) 俯身30°～45°支撑练习……127
(61) 俯身水平支撑练习……128
(62) 俯身水平支撑练习，手臂伸直……129
(63) 不平衡俯身支撑练习……129
(64) 单腿俯身提拉练习……130
(65) 硬拉……131
(66) 改变姿势类练习……132
(67) 侧桥30°～45°支撑练习……134
训练计划……136
计划细节……136

1 导言

始终保持背部伸直   2

训练法则   15

始终保持背部伸直

根据调查，约有 3/4 的法国人在生活中饱受腰背痛的折磨，并为此支付了十分昂贵的康复费用！

导致腰背疼痛的原因有很多，有与个人生活习惯有关的，也有与环境气候有关的，缺乏运动或运动过量同样也是导致腰背疼痛的原因。

了解腰背痛

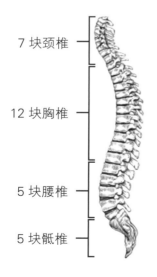

7 块颈椎

12 块胸椎

5 块腰椎

5 块骶椎

脊柱的四个生理弯曲

脊柱

脊柱呈 S 形，有前凸和后凸。从镜子里观察或伸展背部时可以很好地感受到它们的存在。进行第 23 页提到的骨盆翻转练习时，我们可以很明显地感受到颈部和腰背部与地面存在的空隙，即脊柱前凸。当抬起肩胛骨和臀部时便能感受到脊柱后凸。

脊柱的这种S形可以提高脊柱的强度并且使其能够承受各种不同类型的压力[1]，还使脊柱可以拥有较大的灵活性。颈椎有7块，活动十分灵活，负责支撑头部。胸椎有12块，活动度较小。腰椎有5块，是生活中疼痛多发区域（腰痛、坐骨神经痛、腰椎间盘突出[2]）。脊柱最下方的区域则位于脊柱底部，包含骶骨和尾骨。

椎间盘连接相邻脊椎并起到缓冲器的作用，椎间盘中的髓核负责吸收或排出水分以减少脊柱受到的压力，椎间盘纤维环负责稳定脊椎。

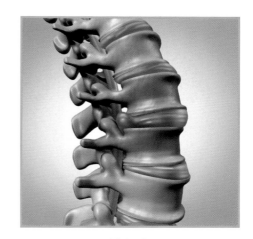

椎间盘

椎间盘周围的肌肉和韧带可以最大限度地保护脊髓，脊髓是人体重要的神经。

椎间盘的过早退化、使用日常不习惯的发力方法、反复的轻微损伤或老化，都是导致腰背痛的重要原因。

---

① 因为脊柱的四个生理性弯曲的存在，脊柱可以承受17倍体重的压力。

② 髓核的含水量不变。如果纤维环松动，髓核就会移位并刺激神经，例如坐骨神经。

骨盆

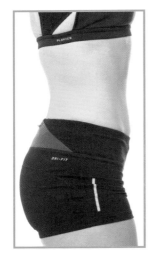
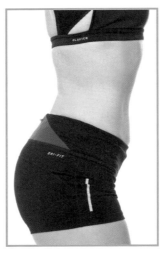
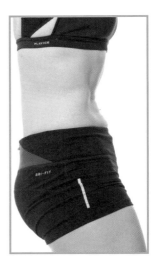

骨盆中立位　　　　　　　骨盆前倾位　　　　　　　骨盆后倾位

骨盆是另外一个容易导致腰背痛的结构。骨盆由后方的骶骨和两侧的髋骨连接而成，支撑脊柱及腹部内脏器官。

骨盆的位置会随着脊柱的弯曲而发生变化，因此有可能间接导致腰部疼痛。

● **骨盆中立位**：在日常休息或训练动作开始前都需要保持骨盆中立位，这可以使腰部得到很好的放松。

● **骨盆前倾位**：骨盆向前翻转，会增加腰背部的弯曲度。如果这种姿势在日常生活中经常出现，那么腰背部便极有可能出现疼痛。腹部的过大负荷会使腰部受到极大的压力。在进行第96页的训练动作时，需要注意在下降臀部的同时保持腰部中立位。在进行第47页的站姿腘绳肌拉伸练习时，同样需要注意这个问题。

● **骨盆后倾位**：骨盆向后翻转，在某些情况下会使背部的弧度反转。

日常生活中呈现这种体态，同样会使腰部处在极易受伤的风险中。这种情况同样见于腹肌或大腿后方肌肉较发达的运动员身上。所有在脊柱蜷曲或圆背姿势下进行的动作都会使骨盆后倾，如第51页和第41页的训练动作。

在练习中进行顶峰收缩时，要始终注意使脊柱、骨盆保持于中立位和自然生理曲度。在日常生活中，我们也要有意识地保持健康的体态，避免一些职业病的影响，并且采用适合自己的训练计划进行练习。

你的腰背部是否有伤痛隐患

完成下面的调查表可以帮助你判断有无潜在的腰背痛隐患。如果存在下列问题，那么你的腰背部便是十分容易受伤的。

运动		
经常做对抗激烈的运动	☐ 是	☐ 不是
经常打网球或壁球	☐ 是	☐ 不是
经常做大重量的肌肉训练	☐ 是	☐ 不是
经常做跳伞运动	☐ 是	☐ 不是
从不拉伸	☐ 是	☐ 不是
经常久坐	☐ 是	☐ 不是
从不热身	☐ 是	☐ 不是

居家

十年没有换过床垫	☐ 是	☐ 不是
趴着睡觉	☐ 是	☐ 不是
总是很快地起床	☐ 是	☐ 不是
刷牙时上半身前倾	☐ 是	☐ 不是
俯身弯腰洗头	☐ 是	☐ 不是
做家务时上半身前倾	☐ 是	☐ 不是
俯身抱孩子时双腿伸直	☐ 是	☐ 不是
自己搬家	☐ 是	☐ 不是
经常做园艺	☐ 是	☐ 不是

健康

有过车祸	☐ 是	☐ 不是
已经有腰背痛或坐骨神经痛	☐ 是	☐ 不是
经常失落和沮丧	☐ 是	☐ 不是
肚子过大	☐ 是	☐ 不是
体脂率超过30	☐ 是	☐ 不是
骨质疏松	☐ 是	☐ 不是
经常弓腰	☐ 是	☐ 不是
脊柱前凸	☐ 是	☐ 不是
脊柱没有明显生理弯曲	☐ 是	☐ 不是

工作

是下列从业人员之一：搬家工人、收银员、护士、园艺师、司机、美发师、牙医	☐ 是	☐ 不是
经常跷二郎腿	☐ 是	☐ 不是
一天中大部分时间坐着	☐ 是	☐ 不是
长时间久坐，从不站立休息	☐ 是	☐ 不是
椅子是平的	☐ 是	☐ 不是
坐下和站起来的速度都很快	☐ 是	☐ 不是

运动：必要，但一定要十分谨慎

避免进行跳伞等极限运动。强度较高的有氧训练，如碰撞攻击（body-attack）、身体对抗（body-combat）和杠铃操（bodypump）也不是很好的选择。网球、壁球、高尔夫等需要用力旋转脊柱的运动，也有可能让我们的腰背部受损。建议大家最好选择一些自重训练，如骑单车、游泳。

在肌肉训练中，建议大家选择腰背有倚靠的固定器械练习，这样可以避免腰背部承受过大的压力。深蹲、实力推等训练动作会使人产生很强烈的腰背部不适感。

最后，不要忘记在每个训练日结束时都必须进行拉伸练习（第23～56页）。

在器械上进行有氧练习

有氧训练有助于减轻体重，而减重可以减少对椎间盘的压力。此时应选择可以放松关节的练习动作。在健身房中有些器械运动是值得推荐的，而有些器械运动是需要避免的。

坐姿单车或爬坡练习：优先选择

使用上斜跑步机和坐姿单车是相对较好的选择，有助于最大限度地降低腰部和膝部的受伤风险。

● 坐姿骑单车

确保我们的腰部紧贴座椅靠背，膝部始终保持一定的弯曲并与脚尖呈一条直线。

● 爬坡练习

使用上斜跑步机进行爬坡练习，逐渐把速度提高到5.5km/h，并把坡度调整为5.5%。每一次奔跑都保持脚跟先着地的姿势，并且保持腹肌收紧，可以很好地保护腰部。保持骨盆稳定并目视前方，双手放在身体两侧，肩部自然下垂，呈放松状态。

跑步机与划船：稍后再进行练习

在完成书中第一阶段和第二阶段的训练计划后，再开始尝试进行正常的跑步机和划船练习。

伸直膝盖时，腰背部会出现自然空隙，这会使人体很难保持骨盆的中立位，相对而言更容易出现骨盆向后翻转现象，进而导致腰部疼痛，影响椎间盘健康。长期发展，则会导致脊柱周围肌肉僵硬及腰背部疼痛。

在传统的单车练习中会有同样风险，当人体保持脊柱弯曲的姿势时，会对腰部造成极大的负担。

椭圆机和登山机：慎重！

椭圆机会限制腰部和膝盖受到的压力，并且带来较大的热量消耗。但是，它同时练习人体的两端，而核心区域因为需要传递力量，容易承受较大的压力，在练习时需要特别慎重。有很多健身爱好者在进行高强度的椭圆机练习后会出现腰部不适现象。

另外一个需要注意的器械是登山机，虽然它对训练腿部和臀部肌肉十分有帮助，但它同样容易导致腰部出现不适，相比之下更建议大家用爬楼梯练习加以替代。

选择何种训练强度？

训练强度与心率有关，心率的快慢会影响呼吸和咬字发音。

心率

为了更好地设计训练计划，我们需要先了解什么是最大心率？最大心率可以通过专业的仪器设备得到最精确的结果，也可以通过一些简单的数学公式进行粗略估算：

- Astrand在1954年指出　　对于男性而言，最大心率=220-年龄。

　　　　　　　　　　　　　对于女性而言，最大心率=226-年龄。

- Inbar在1994年指出　　最大心率=205.8-0.685×年龄。
- Gellish在2007年指出　　最大心率=207-0.7×年龄。

我们建议在训练初期不要使用太高的强度，一般推荐使用最大心率60%～75%的强度进行20～30分钟的练习。例如，对于30岁女性而言，适合她的训练强度是保持心率在118（0.65×196）～137（0.7×196）（第57～62页）。

随后，可以尝试采用最大心率80%的强度进行循序渐进的练习，并且在一些特殊训练日，可以采用最大心率85%的强度进行较短时间的练习，同时配合最大心率70%的强度进行放松，这些内容出现在第二阶段的训练计划中（第57～62页）。

呼吸自如

如果不想按照最大心率的方式进行练习，可以根据呼吸的难易程度进行相关训练强度的选择。如果在训练中感到呼吸自如，那么训练强度应该在最大心率的60%～65%。当呼吸变得急促时，训练强度应该是在最大心率的70%～80%。当感到很难说出话并且强度极高时，训练强度则处于最大心率的80%～100%。

燃烧的卡路里

训练中燃烧的卡路里总数也是判断训练强度的指标之一。每分钟消耗25～41焦耳可以帮助我们减轻体重，需要选择一种可避免腰背疼痛的动作进行练习。

注意日常保养

生活中一些错误的姿势和体态会给脊柱带来较大的压力，进而导致腰部疼痛和坐骨神经痛。因此一定要注意始终保持腰背部挺直，并使脊柱处在正常的生理弯曲下（第2页）。

生活中要注意避免上半身大幅度前倾及驼背的姿势，在进行所有向一侧转身的动作时一定要十分谨慎，这种动作很容易导致腰部受伤。建议大家养成以下生活习惯。

● 洗头时用淋浴，避免俯身向下的姿势。

● 做家务时使用手柄较长的吸尘器。

● 俯身抱重物时，一定注意尽量靠近这个物体并屈膝下蹲，保持脊柱直立，利用身体而非单纯手臂的力量抱起重物。

● 避免以手臂伸直、脊柱弯曲的姿势抱起重物，比如吃饭时要把一个比较重的锅递给身边的人，建议最好保持手臂弯曲，交予他人。

● 睡觉时不要趴着睡觉，建议侧卧位，并且在膝盖处放一个垫子，或者采用平躺的睡姿并垫起小腿。垫子是十分重要的，它对于椎间盘免受损伤有很大帮助。

注意坐姿

颈部和腰部在坐姿状态下相比站姿会承受更大的压力。

颈部需要支撑头部，头部的重量一般在4kg左右。在日常生活中头部经常会有前倾，这对于斜方肌的要求相对较高，容易导致颈部不适。为了解决这个问题，可以采用第37～42页中的训练动作进行练习。

生活中经常采用塌腰的坐姿会使腰部感到不适。导致这种现象出现的原因在于脊柱肌肉和腹部肌肉力量较差。第一类和第二类拉伸练习（第23～34页）可以很好地帮助我们强化背部肌肉力量。

如果我们在生活中容易出现久坐的现象，那么一定注意以下几方面。

● 座椅一定要有两个扶手，它们可以放松肩部和手臂，减少坐姿状态下身体对脊柱施加的重量。

● 座椅靠背需要有适当的弧度和拱起，可以更加贴合腰部的生理弯曲。保持双腿处于放松状态。

● 电脑放在身体正前方，避免侧身进行相关操作。电脑与眼睛之间的距离最好为60cm，有助于减轻眼睛的疲劳。

● 最后，连续坐2小时需要站起来休息5分钟，这会更有利于椎间盘的健康。

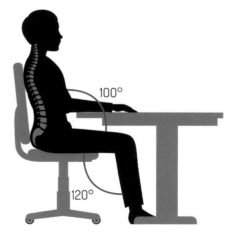

理想的坐姿

纠正错误体态

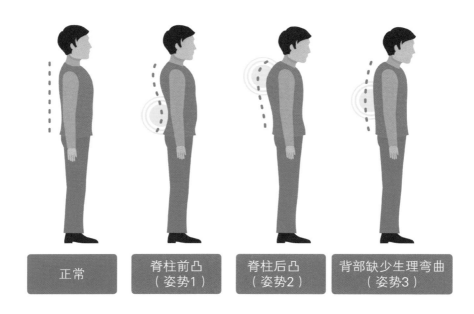

| 正常 | 脊柱前凸
（姿势1） | 脊柱后凸
（姿势2） | 背部缺少生理弯曲
（姿势3） |

脊柱前凸（姿势1）

我们的肌肉在日常生活中不仅仅只是负责运动，同时还会承担保护关节的重任。运动时，负责主动发力的肌群与拮抗肌群会一起工作。主动肌收缩时拮抗肌便会伸展，这可以很好地帮助我们保护关节，避免出现关节的超伸问题[①]。

一些错误的日常生活习惯容易影响我们的脊柱健康，其中最典型的是脊柱前凸的问题。这会使我们的腰椎出现经常性的不适感，导致这种现象出现的原因主要是臀部与腹部肌肉极差，或腰肌与竖脊肌过度紧张。

---

① 关节超伸主要是肘关节超伸和膝关节超伸，即胳膊和腿伸直角度超过180°。

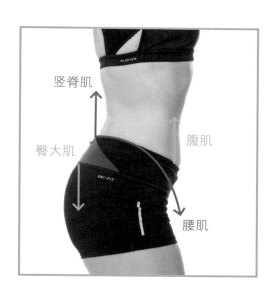

竖脊肌

臀大肌

腹肌

腰肌

　　腰肌负责连接身体的上半身与大腿，在很多日常生活，例如奔跑/行走中都起着重要作用。腰肌力量较差，极易导致腰部出现疼痛感。我们可以通过第25、28、35、49、55页中的训练动作来进行针对腰肌的强化练习。

　　如果你的目标是强化竖脊肌，那么可以采用第23～27、33、43、51、56页中的训练动作。如果你的目标是强化腹部肌肉，那么可以采用第25～32页和第65～71页中的训练动作。

脊柱后凸（姿势2）

　　脊柱肌肉在日常生活中起到维持身体直立的重要作用。

　　如果脊柱肌肉较差，那么便容易导致身体出现驼背的现象。这会进一步导致胸部下垂、圆肩等糟糕的体态，严重时还会影响呼吸。

　　肩胛周围肌肉力量较差也容易导致驼背，可以采用第104～107页中的训练动作进行针对菱形肌的练习。

此外，负责旋转肩部的肌肉质量越高，就越有助于避免身体出现驼背的现象。可以采用第29、32、38、39、52页中的动作进行练习。

背部缺少生理弯曲（姿势3）

这种现象相比前两种较为罕见，但也是日常生活中需要注意防范的。脊柱是有正常生理弯曲的，为了解决脊柱僵直的问题，可以试着强化自己的腰肌。平躺在地上，抬起一侧或双侧腿至与地面平行，双手发力对抗膝部进行拉伸，拉伸过程中切忌腹部肌肉出现放松现象。

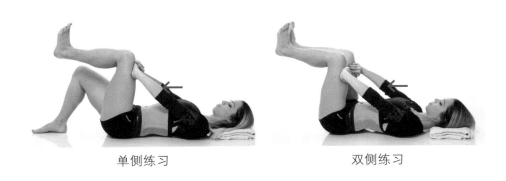

单侧练习　　　　　　　　双侧练习

此外，脊柱肌群的强化练习也是十分必要的。可以采用第35页、第77～81页的动作进行训练。

训练法则

如果希望每一次训练都能事半功倍，那么接下来的训练方法则是你必须要牢记的。

分阶段设计训练计划

本书中讲解的训练计划共包括四个阶段，每个阶段都是为了下一个阶段做准备，按照"渐进增加负荷"的办法逐步解决问题。随着训练时间的推进，肌肉得到强化，关节灵活度得到改善，体态得到纠正。练习时要根据自身实际情况选择适合自己的训练节奏，切勿过快地过渡到下一个阶段。

如何设计训练日内容

时间表

本书中所列训练计划可以在家中练习，具体训练时间可以根据自己的实际情况进行选择。这里并没有优先推荐的训练时间，可以选择在早上进行练习，例如先做一些简单柔和的拉伸练习，然后再进行有氧训练。

如果平时工作比较繁忙，可以缩短训练时间至 10～15 分钟，最多完成 1～2 个训练动作，然后在周末再重新做一遍训练。如果身体感到疲劳，推荐通过放松腰背部的动作进行练习。

器械

● 训练场地安静，面积足够大。

● 穿着舒适，不影响训练。

● 拉伸训练时可以光脚练习，但在有氧训练时最好穿篮球鞋，以减缓腰部和膝盖所承受的压力。热身时可先从较稳定的动作开始，然后再进行不稳定的平衡性练习。

● 在仰卧训练时注意选择一个合适的瑜伽垫及小垫子，后者可以使颈部更加舒适。

● 有氧训练时可选择坐姿单车或跳绳。

● 训练时可听音乐，使练习更有节奏。可根据自己的喜好选择舒缓或快速的音乐。

热身与放松

这两个阶段是训练时必须要经历的，应引起训练者的重视。

热身

热身的目的主要是为了提升身体的温度，避免在训练中出现肌肉拉伤。

● 快走 10 分钟，然后爬 2～6 层楼梯。

● 使用坐姿单车进行练习，并逐步增加阻力强度。

● 使用登山机或跳舞机，选择较简单的模式并逐渐增加强度。

● 跳绳对于提高身体协调性很有帮助，但要注意腰背部的健康，避免拉伤。

在热身时是否要避免进行拉伸练习？

这是一个很常见的问题，建议根据下面的训练计划选择相应的拉伸动作。

如果要进行腿部+背部训练，建议使用第 20～22 个训练动作和第 17～19 个训练动作进行热身，每个动作 10～15 秒即可。如果要进行腹部训练，可以在练习开始前完成第 1～4 个训练动作，从而放松腰部。

这种简短的热身方式可以帮助身体调整僵硬的状态，轻微拉伸肌纤维，对于正式训练十分有帮助。

放松

这个阶段是训练收尾阶段，需要逐步降低训练强度及心率，并且使用相对较柔和的方式进行拉伸（第 57～62 页及第 82～93 页，第一阶段和第二阶段的训练计划）。

如何开始练习

从慢速或中等速度开始

许多健身爱好者在进行腹部训练时使用很快的速度，并且训练幅度也往往相差甚远。

建议在练习时采用可控的方式进行较慢速度的练习，无论是在拉伸训练还是肌肉训练中都要注意保持这种节奏，以更好地感受动作姿势的标准性和肌肉的感觉，大幅度降低受伤的风险。此外，放慢节奏也是提高训练强度的办法之一，除非训练重复次数过多，否则这也是一种不错的选择。

在训练的每个阶段都可以数2~4个数完成练习（见第二阶段训练计划，第一周和第二周的训练内容，第82~88页）。

将动态训练和静态训练相结合

书中所有训练动作都要求大家在练习时尽可能做到最大幅度，当然也要根据每个人的身体情况而定。练习时可以将动态和静态两种方式结合起来，这样可以拉长在练习时的持续发力时间。例如在动作的最高点或最低点保持10~30秒的顶峰收缩。（见第二阶段训练计划，第三周和第四周的训练内容，第88~93页。以及第三阶段训练计划，第一周的第一个到第三个训练日，第117~119页。）

我们同样可以采用组合慢速完成动态训练以及中等速度完成静态训练的方式进行练习。（见第三阶段训练计划，第一周的第四个训练日，第120页。第二周的训练内容，第121~124页。以及第四阶段，第一个和第三个训练日的内容，第137~140页。）

练习过程中保持呼吸

呼吸在训练中十分重要，它负责为肌肉和器官输送氧气。

根据训练类型的不同，应选择不同的呼吸方式，如有氧训练、肌肉训练、拉伸训练等。

在有氧训练中，建议采用较自如的呼吸方式，例如每跑2~3步呼吸1次。当然，最重要的是要根据自己的实际情况判断，选择最适合自己的呼吸方式。

在拉伸训练中，我们要采用更加平稳的深呼吸。

● 动作开始阶段：用鼻深吸气。

● 动作伸展阶段：深呼气，并在呼气末段保持腹部强烈收缩，并加大动作幅度。

● 动作保持阶段：深呼吸。

在肌肉力量训练中，随着肌肉的收缩发力而吸气，在放松阶段则正常呼气即可。

在静态训练中，一定要避免出现闭气的现象。最好保持有规律的2秒吸气3秒呼气的节奏。

2 阶段性训练计划

第一阶段　拉伸训练　　　　　　　　　　21

第二阶段　核心训练　　　　　　　　　　63

第三阶段　腿部、背部及脊柱训练　　　　94

第四阶段　功能性训练　　　　　　　　　125

第一阶段
拉伸训练

　　第一阶段的目标主要是解决身体部分区域过于僵硬的问题，如颈部、肩部、脊柱、骨盆、大腿后侧等。如果年龄较大并且没有系统的运动习惯，那么肌肉便会逐渐失去柔韧性，身体关节的伸展幅度也会明显下降，进而导致体态变得越来越差。

　　在第一阶段可进行一些针对性的训练动作，这不仅可以帮助我们找回身体的柔韧性和灵活度，还可以为接下来的阶段做准备。此外还要加入有氧训练，这是为了更好地减轻体重，体重过大是导致腰背疼痛的原因之一。我们可以根据第11个动作的相关内容选择合适的有氧训练。

　　拉伸训练可以在早上起床后进行，不需要进行过多的热身练习。在训练中始终注意保持较慢的速度，避免出现过快的肌肉收缩。在动作的伸展阶段一定要注意配合柔缓的深呼吸，这对于伸展肌肉和放松神经很有帮助。

　　每个训练动作都有它们各自的价值，同时也有一个共同的目标，那就是改善腰背部的不适。例如，虽然骨盆翻转练习的价值在于缓解骨盆和腰部之间的疼痛，但在呼气阶段它还会使腹部深层肌肉得到练习。

　　当我们已经灵活掌握一个训练动作后，便可以进行相关变式动作的练习。例如第2~4个训练动作属于变式动作，大体姿势相同，只不过是采用了不同的屈膝方法。它们都可以很好地放松腰部肌肉。

第二类拉伸训练的第 1 个动作——肩部旋转练习，可以很好地纠正肩部形态。

第 11 个动作臀桥练习是一个很知名的瑜伽训练动作，它可以提高髋关节的柔韧性，同时加强脊柱伸肌的力量，缓解疼痛。

腰肌过度紧张是腰背痛最常见的原因：长时间走路、长时间坐着以及腹部训练时移动腿部都会造成腰肌过度紧张。可以按照第 53 ～ 54 页的训练动作进行规律的拉伸练习。

灵活性训练动作

第一类

 1 骨盆翻转练习

虽然这个训练动作很简单，但对腰部十分有益，特别是对保持腰椎生理曲度更是如此。

1 仰卧姿势，背部贴住地面，双手沿身体两侧向前伸直，拇指向上。脊柱保持中立位，头部贴住地面，下颌微微朝向胸口并保持轻微的腹部收缩。

2 用鼻吸气，将气体吸进腹部，然后用嘴慢慢呼气。

3 在呼吸的过程中将骨盆向后翻转。

4 吸气后保持腹部收缩2~3秒，以更好地感受腹肌深层的收缩。

5 放松腹部后再重复练习上述动作。

● 进行5~10次骨盆翻转练习

在呼吸过程中一定切忌猛烈晃动颈部和肩部。

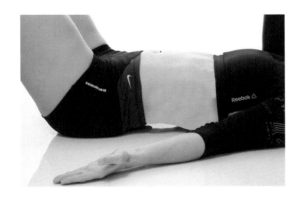 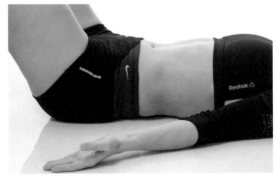

变式动作

可以通过改变手臂或腿部的位置来进行不同姿势的骨盆练习。

1 一只腿伸直、另一只腿弯曲的骨盆翻转练习

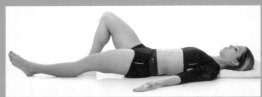

2 双腿伸直的骨盆翻转练习

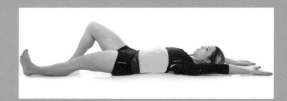

3 双腿弯曲且双手向后伸直的骨盆翻转练习

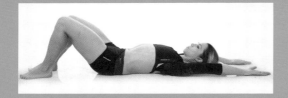

4 双手向后伸直，一只腿伸直、另一只腿弯曲的骨盆翻转练习

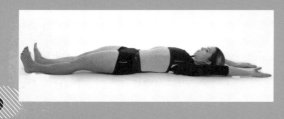

5 双腿伸直且双手向后伸直的骨盆翻转练习

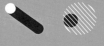

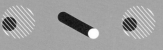

2 仰卧单侧屈膝拉伸练习

这是一个简单易学的练习动作，它对于下背部健康有帮助，并且对于腹肌及呼吸能力都十分重要。

1 仰卧并屈膝，双手握住右膝下方一点的位置，轻轻将右腿向上屈并带动右侧臀部轻微离开地面。

2 在屈腿的过程中深呼吸，并轻微收缩下腹部。

☀ 放松右侧腿，回到训练初始姿势，然后进行重复练习，当右腿完成4次练习后再换左腿进行相同的动作练习。

3 仰卧屈膝拉伸练习

这个动作是轻微抬起臀部，它对于腰部的恢复十分有利，特别是对于那些日常饱受较强腰部压力的人更是必不可少。

1 仰卧，屈膝，双手握住双腿膝盖下方一点的位置。

2 深吸气，双手轻微按压膝关节，给其一定的压力，同时轻微收缩下腹部。

3 臀部轻微离开地面后保持这个姿势。

☀ 每次练习进行3~5次的呼吸后再将双脚依次放回地面，放松30秒后重复1~2次练习。

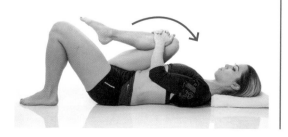

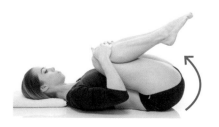

4 仰卧屈膝旋转练习

这个动作在练习时注意要尽量缓慢，以使我们更好地感受当膝关节在脐上方进行旋转练习时，腰部所受到的压力。

1 与前一个动作相同，屈膝并双手握住膝盖下方一点的位置。

2 在保持肩部及上半身固定不变的情况下，双腿相互紧贴并进行旋转画圈练习。

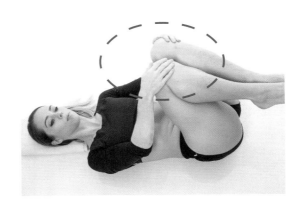

3 臀部轻微离开地面及膝关节接近胸口时深呼吸，膝关节离胸口较远时吸气。

4 这个动作对于腰部有很好的按摩放松作用。可以在腰下方放置一个按摩球，以起到强化按摩的效果。

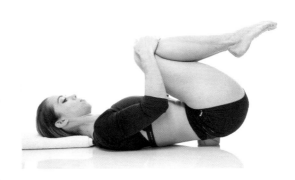

● 需要进行十余次旋转练习，顺时针做完后再进行逆时针练习。

5 仰卧单侧竖腿拉伸练习

坐姿会使腘绳肌变得更加紧张，这会影响骨盆的平衡并导致腰部疼痛。以下拉伸练习可以尽量避免出现这类问题。

1 仰卧，右腿弯曲，右脚跟朝向右臀部。

2 抬起右脚前深吸气。

3 右脚趾始终位于右膝关节后方，这个动作不仅可以拉伸大腿后侧，同时还对小腿有一定的作用。

4 向上伸直腿并用力将脚跟向上推，保持10秒，然后放松10秒，再将脚跟向上推，重复练习3次。切记练习过程中收缩股四头肌。

5 将右脚完全放到地面后再进行左脚的练习。

◐ **每次进行2~3次的重复练习。如果双手放在膝盖后侧，肩部会产生较强的紧张感，可以将双手放在大腿中部的位置。**

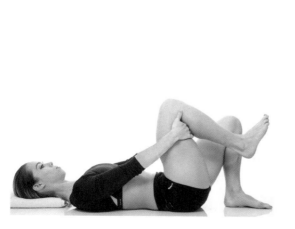

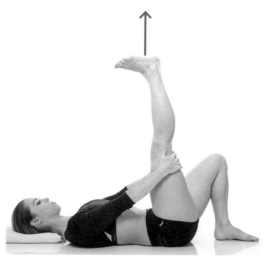

6 侧卧单腿屈膝拉伸练习

这个动作主要是为了拉伸股四头肌和腰肌，后者对于缓解腰部疼痛具有重要意义。如果它的运动幅度受到限制，就会影响走路和奔跑的运动幅度，同时增加腰部前突。

1 侧卧在地面上，右腿屈膝，右手放在头部下方，左腿屈膝，左手握住左脚踝。

2 慢慢将左脚踝向左侧臀部拉伸，直至膝盖与左髋关节呈一条直线。

3 左侧臀大肌用力收缩15～30秒以充分拉伸腰肌，同时注意保持大腿始终位于与地面平行的位置。

● 进行每侧2～3组，每组30秒到1分钟（或更多）的拉伸练习。

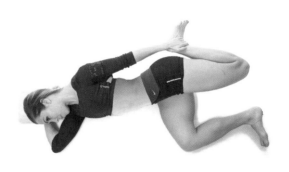

变式动作

可以使用弹力带进行辅助练习，以降低训练难度。

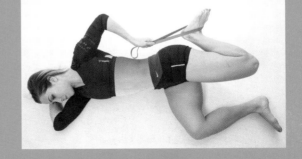

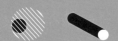
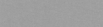

第二类

 7 肩部旋转练习

肩部区域肌肉的收缩十分频繁，这会使肩关节向前形成圆肩，并且影响呼吸能力。

1 仰卧，背部紧贴地面，双腿弯曲，踩在地上，双手臂向上举起，保持小臂与地面垂直。

2 慢慢向后旋转小臂至后者与地面接触。

3 感受手背、背部、手腕及小臂与地面接触的压力。

● 保持最下端的拉伸姿势30秒到1分钟，然后回到训练初始姿势，再进行1~2次的重复练习。

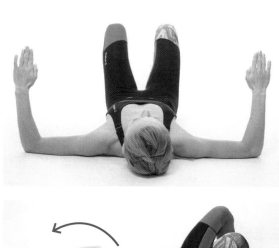

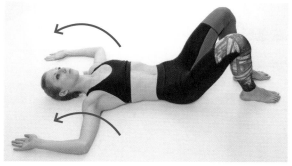

变式动作

骨盆抬起时的训练姿势

1）与前面提到的动作初始姿势一致。

2）抬起骨盆，至膝关节、骨盆与肩关节呈一条直线，这会使小臂更容易贴紧地面。

3）慢慢向上伸展脊柱，同时将小臂贴住地面。练习过程中一定注意保持腹肌收缩，并进行一个骨盆的翻转动作，这可以使脊柱得到更好的伸展。

✦ 在最高点保持30秒到1分钟，然后下降身体至脊柱与地面紧贴，再进行2~3次的重复练习。如果在脊柱下降过程中出现手臂离开地面的情况，必须立刻停止练习。随着练习的不断进步，慢慢能达到在脊柱下降过程中手臂完全不离开地面的水平。

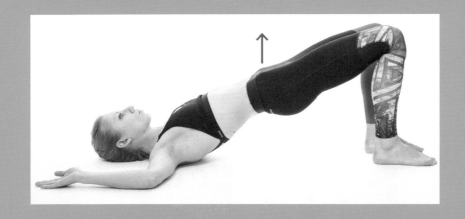

8 仰卧单臂肩部拉伸练习

这个动作主要针对三角肌后束进行拉伸，当手掌按压力度越大时，肩部受到的拉伸也越强烈。

1 仰卧，双脚心相对，双腿向外打开，这个姿势可以拉伸大腿内侧肌肉，使腰部放松。注意保持腹肌轻微收缩。

2 右手手臂向左伸直，左手放在右手的肱三头肌上。注意不要与胸部接触。

3 左手手臂用力按压拉伸至右侧肩胛骨向上移动。

保持这个姿势30秒到1分钟，进行左右侧手臂交替练习，然后再进行一次重复训练。

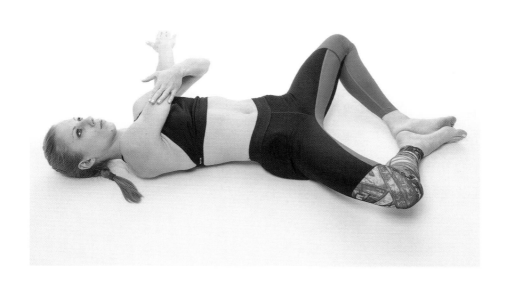

⑨ 脊柱旋转练习

　　与前两个训练动作一样，这个动作也会使肩部放松，并且起到伸展下背部的作用。练习时需要十分谨慎：使用一个支撑物从而限制腰部的旋转幅度，同时可以很好地保持肩部与地面紧贴的姿势。

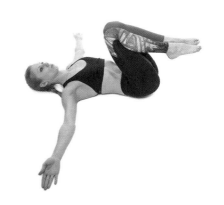

1 仰卧，双手打开，双腿屈膝并朝胸部抬起。双腿慢慢向右倾斜同时保持双腿紧贴。

2 当感觉到左侧肩关节要离开地面时停止腿部倾斜。如果你的柔韧性极差，那么或许只能倾斜45°～60°。

3 如果出现这种情况，可以提前准备一个支撑物用于支撑膝关节，然后再深呼吸。

4 可以通过用右手按压左侧肩关节的方式来增强拉伸程度。

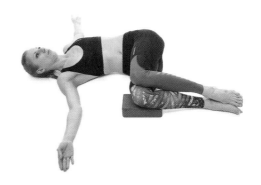

　　● 保持这个姿势30秒到2分钟，然后进行另一侧的练习。随着时间的推移，当肩关节和腰部柔韧性逐渐提高后，我们可以逐渐降低支撑物的高度。

10 平躺拉伸

这个动作对于拉伸脊柱及其周围肌肉都十分有帮助。

1 仰卧，双脚跟位于臀部处，双手伸直于身体两侧，伸直一侧腿并向头上方伸直同侧手臂，再伸直另一侧的腿和手臂。

2 深吸气，然后拉伸双脚与双手，呼气放松，进行 10 次左右的重复练习。

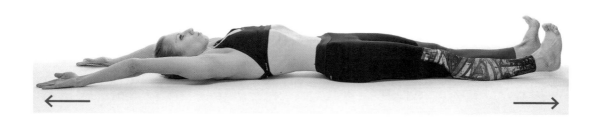

变式动作

1 交叉拉伸

1）与之前动作不同的是，当伸直一侧腿时，需向头上方伸直另一侧手臂。

2）深吸气后拉伸双脚与双手，然后呼气放松。进行3～5次的重复练习后换另一侧进行训练。

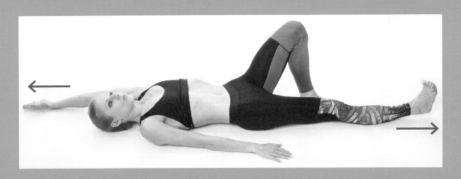

2 侧拉伸

这个动作对于身体两侧的肌肉有较好的拉伸效果：腰方肌、腹斜肌、背阔肌、竖脊肌、内收肌、阔筋膜张肌等。

1）双手与双腿保持伸直状态，左手握住右手腕。

2）深吸气，左手用力按压右手腕，同时向右侧伸展双腿。

3）进行3次向右侧伸展双腿的重复练习，然后放松回到训练初始姿势，交换双手进行另一侧的侧拉伸练习。

🌀 在进行另一侧练习前，需要有1～2分钟的充分休息时间，然后再进行另一侧的练习。

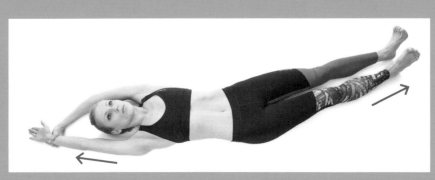

第三类

11 臀桥练习

用力收紧臀部肌肉，这个动作对于提高髋关节的柔韧性以及缓解腰部肌肉疼痛十分有帮助。

1 仰卧，脚跟靠近臀部，双脚间距与髋关节同宽，双手向身体两侧伸直，手掌朝上。

2 臀部发力向上抬起，直至膝关节、髋关节与肩关节处在一条直线上。

3 保持这个姿势并用力收紧臀部肌肉，这可以使腰肌得到很好的放松。切忌双手发力。

4 放松臀部肌肉并收紧腹肌，这可使脊柱从较高的位置慢慢下降到底部。用第2、第3或第12个动作放松腰部。

🔵 保持最高点姿势30秒到2分钟，进行2~3次的重复练习。

12 两头起拉伸练习

这个动作可以对脊柱，特别是对腰椎段进行全面拉伸。

1 采用第3个训练动作的初始姿势。

2 深吸气，然后同时向上抬起双腿、头部及肩关节。

3 在动作最高点时头部、肩胛骨及臀部都离开地面，这可使脊柱受到完全拉伸。

● 额部更靠近膝盖。

● 腹肌保持收缩。

🔵 进行3~5次呼吸后回到训练初始姿势，先放下双腿，然后再放下肩膀和头部，进行1~2次的重复练习。

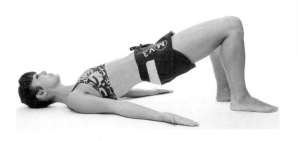

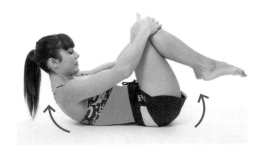

13 仰卧屈膝90°拉伸练习

这是一个没有过多训练时间节点要求的动作，可以在洗热水澡后进行练习。它对于缓解背部疼痛有较大帮助。

1 仰卧，双手伸直于身体两侧，手掌向上。将小腿放在一个较高的支撑物上，例如床、椅子或健身球等。大小腿保持90°夹角不变。

2 闭眼，深呼吸，放松。

3 可以在这个时候用第1个训练动作（骨盆翻转练习）的方法进行练习。

🌀 保持这个姿势5～10分钟。

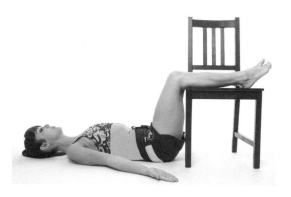

变式动作

🌀 侧卧屈膝拉伸练习

1）侧卧，头部枕在一侧手臂上，双腿屈膝，保持高度与骨盆持平或略低。

2）另一只手放在胸前，双腿夹住一条毛巾。

3）闭眼，深呼吸，放松。

🌀 保持这个姿势5～10分钟。

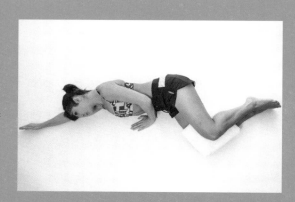

第四类

14 颈部拉伸练习

这个动作十分适合长时间从事电脑工作的人，可以帮助他们很好地放松颈部。

1 下颌向前并朝向胸口，保持这个姿势几秒，手臂与肩部呈放松状态。

2 慢慢向一侧转头，然后再向另一侧转头，始终注意保持下颌朝向胸口。

3 用较慢的速度进行几次重复练习，然后将下颌抵在胸口处，眼睛朝下看。

4 左侧肩下降的同时左手用力向下伸展。

5 同时用右手将头部向右侧按压，可以获得最大的拉伸效果。

● 保持这个姿势进行3次持续时间为20～30秒的呼吸，然后放松并进行另一侧的拉伸练习。每侧共进行1～2次的重复练习。

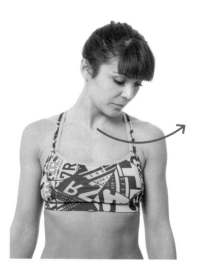
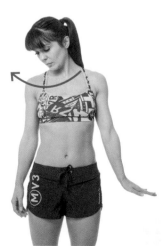
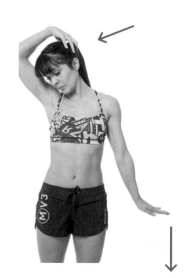

15 站姿水平十字拉伸练习

对于不常运动的人而言，肌肉会呈现衰弱趋势，并且胸廓会无法打开，进而导致呼吸能力受限。这个动作对于提高胸部与肩部的柔韧性十分有益，同时还可以加强脊柱肌肉的力量。

1 站姿，双脚间距与骨盆同宽，双手向两侧伸直，双手拇指向上并向外侧伸展。

2 深吸气，双手向外进行充分拉伸。

● 保持这个姿势进行3～5次呼吸，然后放松手臂并回到训练初始姿势，再进行2～3次的重复练习。

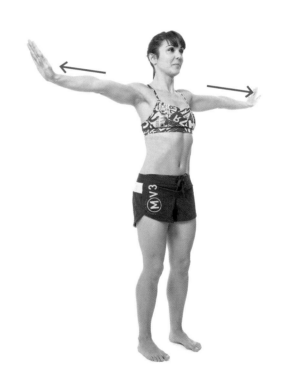

16 胸部拉伸练习

这是一个日常生活中必不可少的训练动作，它可以提高肩关节的柔韧性。

1 站姿，双手十指交叉握在臀后，充分伸直手臂并保持拳头贴住臀部。

2 慢慢收紧肩胛骨，使肩向后拉伸。

● 保持最大拉伸姿势进行3次深呼吸，然后放松手臂与背部，并回到训练初始姿势，再进行2~3次的重复练习。

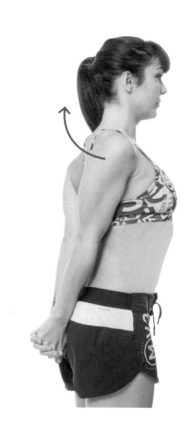

变式动作

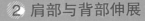

1 双手放在腰上

这种姿势对于肩部柔韧性的刺激更强。

1）双手手掌放在臀部上方腰部位置，手指向下。

2）深吸气并鼓起胸廓，双手肘部向后收紧。

3）保持这个姿势2秒，然后呼气，进行重复练习。

🌀5次重复呼吸后回到训练初始姿势，然后再进行1~2次的重复练习。

2 肩部与背部伸展

这个动作相比前一个动作，可以同时对脊柱进行拉伸。

采用双手放在腰上的变式动作进行练习，上半身微微向后仰，眼睛朝上看。

🌀5次重复呼吸后回到训练初始姿势，然后再进行1~2次的重复练习。

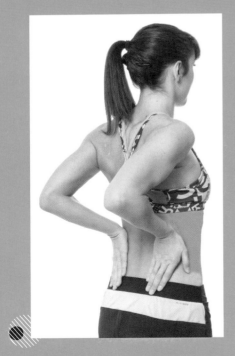

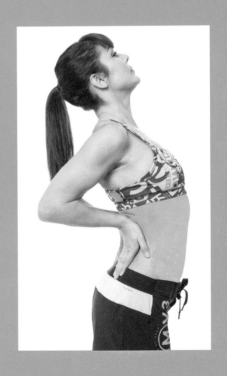

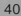

肩胛拉伸练习：双手向前伸直

　　这个动作可以很好地减缓肩胛部的紧张程度，同时对下背部进行拉伸。

1 站姿，双脚间距与骨盆同宽，双手向前伸直与胸部齐高，双手掌心相贴。

2 臀部收紧以带动骨盆向后转动，然后慢慢低头感受身体的拉伸。

3 深吸气，然后用力向前推动手臂进行对肩胛和脊柱的拉伸。

4 动作全程注意保持臀部收紧，在向前推动手臂拉伸时保持腹部收紧。

● 保持这个姿势进行3次20～30秒的呼吸，放松身体并回到训练初始姿势，然后进行1～2次的重复练习。

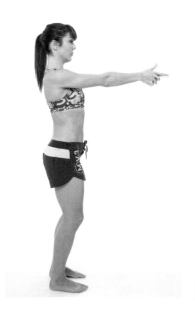
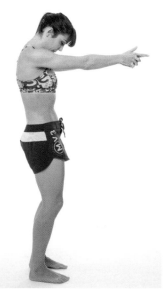
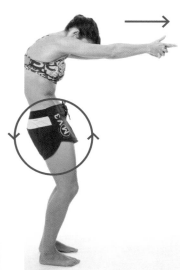

变式动作

使用健身球进行练习

可以借助健身球的辅助从而更好地完成本动作的练习。

1）将健身球放在背部中间位置并抵靠在墙上，注意双脚需靠前站立，这样可以更好地使腰部与健身球相贴。

2）双脚间距与骨盆同宽，下腹部与臀部用力收紧以带动骨盆向后转动。

3）慢慢低头并向前伸直手臂，双手与肩齐高。

4）深吸气，然后用力向前推动手臂进行肩胛和脊柱的拉伸。

5）呼气并收紧腹部，试图使双手更加向前伸，注意全程不要发生任何骨盆姿势的变化。

● 保持这个姿势进行3～4次的呼吸，放松身体并回到训练初始姿势，然后进行2～4次的重复练习。

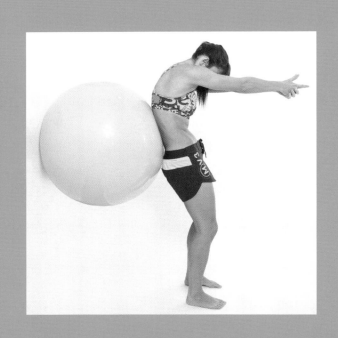

18 腰部卷曲练习

　　这个动作是借助上半身的体重进行练习的，它可以最大限度地缓解腰椎间盘受到的压力。注意，在动作全程保持腿部微屈状态，这可以使腰背部更加舒适。

1 双脚间距与骨盆或肩同宽，双腿微屈，骨盆保持中立位，脊柱保持自然弯曲状态。

2 慢慢低头，然后逐渐向下卷曲脊柱。

3 双手自然交叉向下伸直或双手放在膝盖上，保持20秒左右。

4 慢慢抬起身体，并伸展脊柱与双腿。

5 在抬起身体的过程中，请注意以下姿势：

- 双脚用力踩地面。
- 收紧腹部肌肉。
- 保持头部原有姿势。

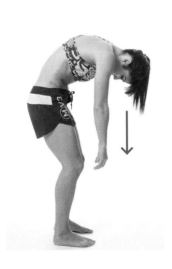
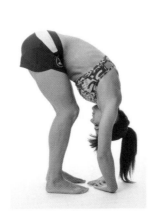
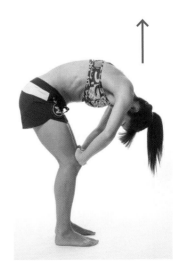

变式动作

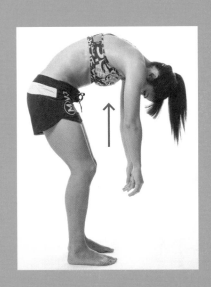

1 双手放松练习

这个动作可以增加对竖脊肌的练习。

1）将前述动作按步骤依次进行，在保持手臂放松的前提下伸展身体，注意保持腹部肌肉强烈收缩。

2）伸展身体过程中需要注意的问题与前面讲解是一致的。

2 双手颈后练习

1）双手交叉置于颈后，然后慢慢向下低头，肘关节自然朝下。

2）依次卷曲脊柱的各个部位，直至腹部可以触碰大腿，肘关节靠近膝盖为止。

3）伸展身体过程中需要注意的问题与前面讲解是一致的。

● 保持这个姿势20～30秒，然后伸展身体，注意保持双手始终放在颈后的姿势。

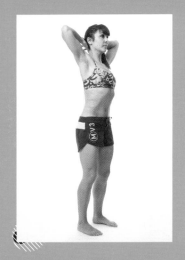 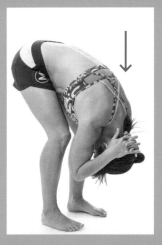 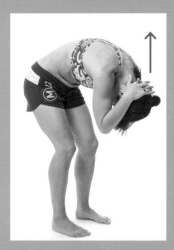

44

19 背阔肌与腹斜肌拉伸练习

这个动作可以解放肩关节，同时提高胸廓的柔韧性。

1 站姿，双脚间距与肩同宽，膝盖微屈并保持骨盆中立位，左手握住右手腕并向上伸直。

2 向左倾斜上半身，注意不要有任何双脚站距、骨盆及腿部姿势的变化。

3 深吸气，然后左手发力拉动右侧身体，以便更好地感受背阔肌的拉伸。

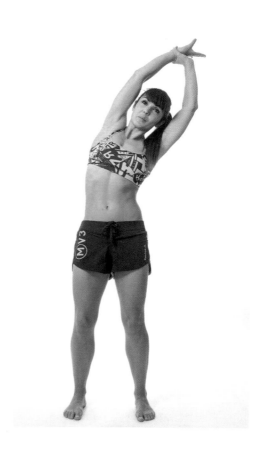

● 保持这个姿势进行3次深呼吸，然后慢慢放松手臂并回到训练初始姿势。交换另一侧手臂进行练习，左右各完成两次练习。

变式动作

1 屈肘拉伸练习

这个动作可以练习背阔肌和肱三头肌。

1）与前一个动作相同，双脚间距与肩同宽，膝盖微屈，同时保持骨盆处于中立位。

2）屈右肘，右手放在肩胛处，左手握住右肘。

3）深吸气，然后向左侧倾斜上半身，以便更好地拉伸右侧肱三头肌与背阔肌。

💨 保持这个姿势进行3次深呼吸，然后慢慢放松手臂并回到训练初始姿势。交换另一侧手臂进行练习，左右各重复1~2次练习。

2 健身球练习

使用健身球进行辅助练习可以使身体感到更加舒适。

1）将健身球放在背部中间并倚靠在墙上，注意稍微靠前站立以便使身体更好地与健身球相贴。

2）双手向上伸直，左手握住右手腕，注意双脚间距与肩同宽。

3）深吸气，然后向左侧倾斜上半身，以便更好地拉伸背阔肌。

4）注意保持腰部与健身球的对抗。

💨 保持这个姿势进行3次深呼吸，然后慢慢放松手臂并回到训练初始姿势。交换另一侧手臂进行练习，左右各重复1~2次练习。

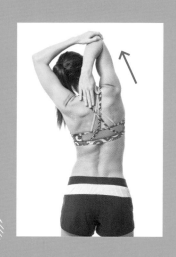
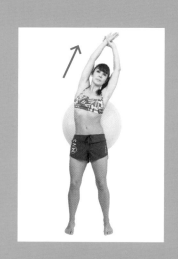

20 站姿腘绳肌拉伸练习

使用椅子进行辅助练习，可以更好地保持身体平衡。

1 站姿，双脚间距与骨盆同宽，一只手扶住椅子或桌子，一只脚向后站一步，两只脚前后距离与肩或骨盆同宽。

2 向后站的一只脚保持腿部呈轻微弯曲状态，靠前的一只脚保持腿部呈伸直状态。

3 屈髋并向前倾斜上半身。

4 上半身向前倾斜直至大腿后侧有明显的紧张感，注意全程保持脊柱直立。

5 为了提高对腘绳肌的拉伸，可以将后面的脚垫高，这可以更好地将臀部向上拉伸，从而对整个后侧链进行拉伸。

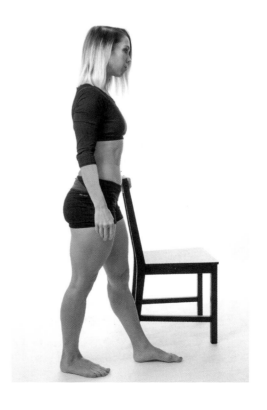

● 保持这个姿势进行3~5次深呼吸，放松并交换另外一侧腿进行练习。每侧需进行2~3次的重复练习。

变式动作

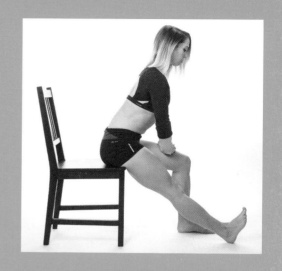

🌑 坐姿腘绳肌拉伸练习

这个动作难度相对较低。

1）坐在椅子上，臀部位于椅子靠前的位置，使腿部更加自由地伸展。

2）伸直右腿，上半身慢慢向前倾，全程注意保持背部直立。

3）双手支撑左腿，以减少下背部肌肉紧张。右脚尖向上伸直。

🌀 保持这个姿势30秒到1分钟，然后交换腿进行练习，每侧完成1次练习即可。

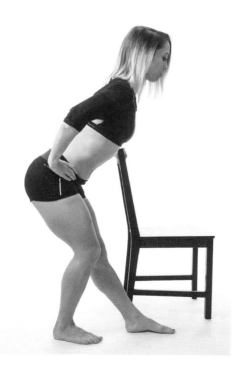

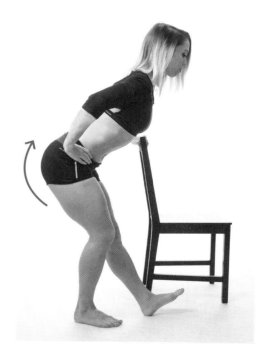

21 站姿股四头肌拉伸练习

这个动作主要是为了提高髋关节的灵活度，预防腰部及髌骨疼痛。

1 站姿，一只手握住椅子以保持身体平衡，另一只手扶住膝盖并向上举起至接近前胸的位置。

2 慢慢向后拉右腿至脚跟与臀部齐高。全程注意保持身体平衡及上半身直立。

3 臀部用力收缩，以增加髋关节周围肌肉及大腿前侧肌肉

的练习。

● 保持这个姿势进行3～5秒的深呼吸，然后交换腿进行练习，每侧完成2～3次的重复练习。

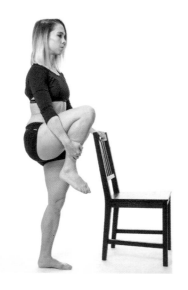 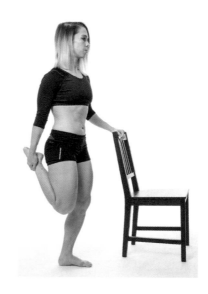

22 弓箭步拉伸练习

这个训练动作可以提高髋关节的柔韧性，对于平衡和力量水平都有一定的帮助。训练中要注意抬起后侧腿的脚跟。

1 站姿，双臂抱于胸前，右腿稍微靠后退一步并抬起右脚跟。

2 保持左膝盖微屈并确保脚踝与膝盖在一条直线上。

3 用力收紧右侧臀部并轻微屈髋，可以给予右侧髋关节靠上部位较强的拉伸。

● 保持这个姿势进行3~5次的深呼吸，然后交换腿练习，每侧完成2~3次的重复练习。注意，双脚间距离的长短与每个人的骨盆有关，这也是这个动作在练习时的唯一变量。

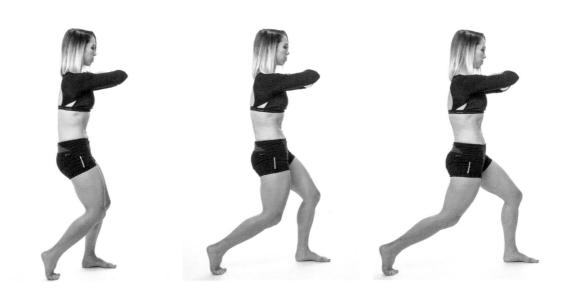

第六类

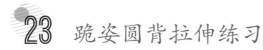

23 跪姿圆背拉伸练习

通过将脊柱向上卷曲，头朝向前胸以及双手用力推地面的方法，可以有效减少肩胛骨结节。

1 跪姿，深吸气，然后双手用力推地面并带动脊柱向上卷曲。

2 呼气并将头朝向前胸，腹部用力收缩。

3 慢慢回到训练初始姿势。

● **进行4次重复练习。**

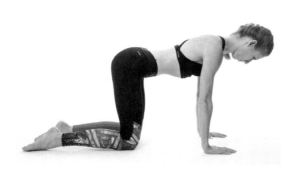 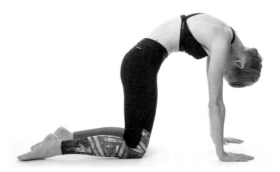

24 跪姿健身球伸展练习

这个动作可以有效解决圆背的问题。

1 跪姿，将一个健身球置于身前，双手扶住健身球，慢慢下降身体，使胸部到达与地面平行位置。

2 深吸气，发力将胸部向地面推。

3 重新吸气并放松身体，然后再进行一次练习，总共重复4~8次。

4 也可以采用固定姿势进行静态练习，当手臂与上半身达到与地面接近平行时进行深呼吸即可。

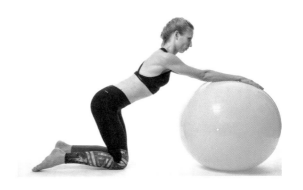

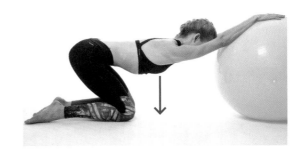

● 进行5~10次的动态练习，并在每个动作的最低点发力推起胸部时进行呼气。

25 跪姿腰肌拉伸练习

在膝盖下放置一个支撑物，以使我们更长时间地保持这种拉伸姿势。

1 跪姿，左腿向前抬起，与右腿呈90°，左手放在左腿内侧。

2 慢慢向后伸直右腿，同时注意不要改变上半身及左膝盖的姿势。

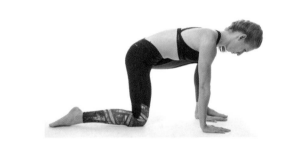

3 当伸到最大限度时，用力收缩右臀部，这可以使左侧髋关节靠上部位及腰肌感受到更好的拉伸。

● 保持这个姿势1~2分钟，然后换另一侧腿进行练习。

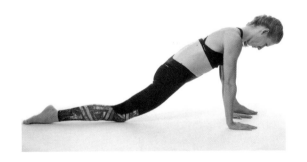

变式动作

1 在家具上进行练习

与前面的动作相同，只不过是使用一个桌子进行辅助练习。

1）双手用力推桌子，右腿向后伸直至最大幅度。

2）在练习过程中保持脊柱的自然弯曲及肩部下垂。

● 保持臀部最强收缩10~30秒。同侧腿进行3~4次的重复练习。换腿再进行另一侧的练习，每侧需各完成2~3次重复练习。

2 仰卧练习

需要使用一个较高的支撑物进行辅助，来完成该训练动作。

1）仰卧在桌子上，将一侧膝盖拉向前胸，另一侧腿伸直并与地面相接触。

2）双手对屈膝一侧腿给予轻微的压力并用力收紧臀部。

● 保持这个姿势10~30秒，放松，休息片刻后进行3~4次的重复练习。注意收紧另一侧臀部。换腿进行另一侧的拉伸练习，每侧需各完成3~4次重复练习。

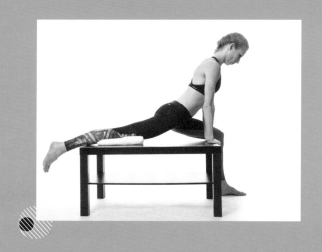
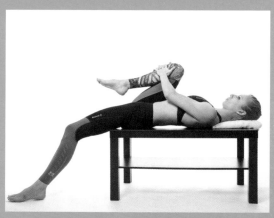

26 俯卧屈腿拉伸练习

这个动作可以帮助我们在腰肌处于极度僵硬的情况下进行拉伸练习。

1 俯卧，头枕在左手背上。

2 右腿慢慢向上抬起至脚跟接近臀部，右手握住脚踝。也可以使用弹力带进行辅助练习。

3 对右脚踝施加一定的压力，这样可以更好地感受到股四头肌、髋关节的拉伸。用力收缩臀部，以增加拉伸强度。

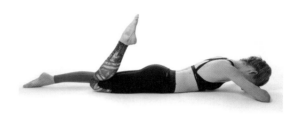

保持这个姿势30秒到1分钟，然后换左腿进行练习，每侧需各完成2~3次重复练习。

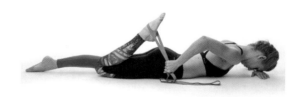

27 跪姿俯身拉伸练习

这是一个很好的拉伸腰部的训练动作！如果膝关节有不适感，那么可以使用第3个训练动作（第25页）。

1 跪姿，臀部坐在脚跟上。

2 腹部向下靠近大腿，带动上半身前倾。

3 颈部放松并使下颌靠近胸部。

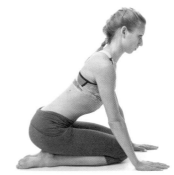

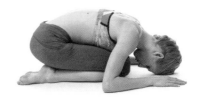

深呼吸，保持这个姿势30秒到2分钟。

变式动作

使用健身球进行练习

可以使用健身球进行练习，不仅对膝盖较好，同时还可以充分地伸展脊柱。

1）俯卧在健身球上，双手与双脚接触地面，膝关节放松。

2）为了使脊柱得到充分的拉伸，从颈椎到腰椎都需要保持放松状态。

深呼吸，保持这个姿势3～5分钟。

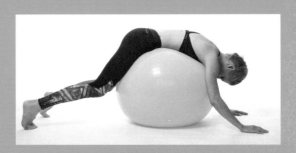

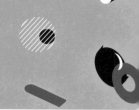

训练计划

计划细节

第一阶段的训练计划共持续 3 周，每周有 3 个训练日，每2个训练日之间都有一个休息日。它们由一个有氧训练及一套拉伸练习组成（图中数字即为对应页码），具体练习时间可以根据每个人的生活和工作情况来安排。需要注意的是，在拉伸练习前要进行有氧训练，这样可以使体温升高，从而使拉伸练习的效果事半功倍。

拉伸训练动作分类

前面提到的六大类拉伸训练动作将会按照下面的方式进行组合：

第一周：第一类 + 第二类 + 第一类

第二周：第三类 + 第四类 + 第三类

第三周：第五类 + 第六类 + 第五类

在这3周时间里，我们会完成两次第一类、第三类、第五类的训练动作，以及一次第二类、第四类、第六类训练动作。如果想换一种方式，那么可以采用以下安排策略：

第一周：第二类 + 第一类 + 第二类

第二周：第四类＋第三类＋第四类

第三周：第六类＋第五类＋第六类

当然，还有另外一种选择方案，可以在每周的3个训练日都采用不同类型的训练动作：

第一周：第一类＋第二类＋第三类

第二周：第四类＋第五类＋第六类

第三周：（第一类＋第二类）＋（第三类＋第四类）＋（第五类＋第六类）

第 一 周

第一个训练日　有氧训练＋第一类拉伸训练

有氧训练	60%～65%强度进行6分钟＋65%～70%强度进行6分钟＋65%强度进行4分钟练习 放松：小于65%强度进行3～5分钟练习
拉伸训练：第一类 ❶ 骨盆翻转练习 ❷ 仰卧，单侧屈腿拉伸练习 ❸ 仰卧，屈腿拉伸练习 ❹ 仰卧，屈膝旋转练习 ❺ 仰卧，单侧竖腿练习 ❻ 侧卧，单腿屈膝拉伸练习	

第二个训练日　有氧训练＋第二类拉伸训练

有氧训练	60%～65%强度进行8分钟＋65%～70%强度进行8分钟＋70%强度进行4分钟＋65%强度进行4分钟练习 放松：小于65%强度进行3～5分钟练习
拉伸训练：第二类 ❶ 肩部旋转练习 ❷ 仰卧，单臂肩部拉伸练习 ❸ 脊柱旋转练习 ❹ 平躺拉伸 ❺ 平躺拉伸，交叉拉伸或 　　侧拉伸	

第三个训练日　有氧训练＋第一类拉伸训练

有氧训练	65%强度进行6分钟＋65%～70%强度进行6分钟＋70%强度进行8分钟＋65%强度进行4分钟练习 放松：小于65%强度进行3～5分钟练习
拉伸训练：第一类 ❶ 骨盆翻转练习 ❷ 仰卧，单侧屈腿拉伸练习 ❸ 仰卧，屈腿拉伸练习 ❹ 仰卧，屈膝旋转练习 ❺ 仰卧，单侧竖腿练习 ❻ 侧卧，单腿屈膝拉伸练习	

第 二 周

第一个训练日　有氧训练 + 第三类拉伸训练

有氧训练	65%强度进行6分钟 + 70%强度进行6分钟 + 70%～75%强度进行4分钟+70%强度进行4分钟+ 65%4分钟练习 放松：小于65%强度进行3～5分钟练习
拉伸训练：第三类 ❶ 臀桥练习 ❷ 两头起拉伸练习 ❸ 仰卧，屈膝90°拉伸练习	▶35　▶35　▶36

第二个训练日　有氧训练 + 第四类拉伸训练

有氧训练	65%强度进行6分钟+70%强度进行6分钟+70%～75%强度进行8分钟+65%强度进行4分钟练习 放松：小于65%强度进行3～5分钟练习
拉伸训练：第四类 ❶ 颈部拉伸练习 ❷ 站姿水平十字拉伸练习 ❸ 胸部拉伸练习 ❹ 肩胛拉伸练习 ❺ 腰部卷曲练习 ❻ 背阔肌与腹斜肌拉伸练习	▶37　▶38　▶39 ▶41　▶43　▶45

第三个训练日　有氧训练＋第三类拉伸训练

有氧训练	65%强度进行6分钟 + 70%强度进行6分钟 + 70%～75%强度进行12分钟 + 65%强度进行4分钟练习 放松：小于65%强度进行3～5分钟练习
拉伸训练：第三类 ❶ 臀桥练习 ❷ 两头起拉伸练习 ❸ 仰卧，屈膝90°拉伸练习	

第 三 周

第一个训练日　有氧训练＋第五类拉伸训练

有氧训练	65%强度进行6分钟 + 70%强度进行6分钟 + 75%强度进行4分钟 + 70%强度进行4分钟 + 65%强度进行4分钟练习 放松：小于65%强度进行3～5分钟练习
拉伸训练：第五类 ❶ 站姿，腘绳肌拉伸练习 ❷ 站姿，股四头肌拉伸练习 ❸ 弓箭步拉伸练习	

第二个训练日　有氧训练 + 第六类拉伸训练

有氧训练	65%强度进行10分钟 + 70%强度进行8分钟 + 3次（75%强度进行3分钟 + 65%强度进行1分钟）练习 放松：小于65%强度进行3～5分钟练习
拉伸训练：第六类 ❶ 跪姿，圆背拉伸练习 ❷ 跪姿，健身球伸展练习 ❸ 跪姿，腰肌拉伸练习 ❹ 俯卧，屈腿拉伸练习 ❺ 跪姿，俯身拉伸练习	

第三个训练日　有氧训练 + 第五类拉伸训练

有氧训练	65%强度进行4分钟 + 70%强度进行4分钟 + 75%强度进行10分钟 + 70%强度进行4分钟 + 65%强度进行4分钟练习 放松：小于65%强度进行3～5分钟练习
拉伸训练：第五类 ❶ 站姿，腘绳肌拉伸练习 ❷ 站姿，股四头肌拉伸练习 ❸ 弓箭步拉伸练习	

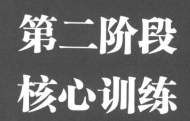

第二阶段
核心训练

　　第二阶段训练的目的在于提升核心力量，核心力量是保证运动时身体稳定的最重要因素之一，有助于保护腰背部并预防伤痛。核心训练的动作基本都是在地面上进行的，这对保护脊柱及学习正确的动作姿势很有帮助。

　　核心力量主要来源于腹肌、竖脊肌及脊柱周围的小肌群，它们是核心肌群的主要组成部分，负责维持运动中躯干的平衡。

　　呼吸、训练节奏及训练动作幅度对于强化核心力量十分重要，练习时要注意每个动作都要做到位，采用较慢或中等速度进行练习，保持脊柱直立，切忌出现闭气现象。在每次呼气结束后，都尝试着将脐朝脊柱方向推，这样可以强化腹部的深层肌肉。

　　这些腹部训练动作都是十分有效的，它们不会给予腰肌和髋关节肌群过大的压力，有助于保持正常的脊柱生理弯曲。

　　练习时准备一个垫子或毛巾，可以使颈椎更加舒适。练习时注意保持正确的动作姿势，肩部自然下垂并进行柔缓的深呼吸。如果这些训练动作使腰部有较大的压力，可以选择跪姿（第75页）或支撑类训练动作进行替代（第73、74页）。

腹部训练

训练节奏

第28～33个训练动作适合慢速进行6～12次，每次上4下4的节奏进行练习，或使用中等速度进行10～20次，每次上2下2的节奏进行练习。注意在练习动作时保持协调的呼吸及足够的运动幅度。

也可以选择在每组最后收尾时进行10秒、20秒或30秒的顶峰收缩练习。

第34和35个训练动作可以帮助我们强化腹部深层肌肉，在吸气时注意数2个数，呼气时数4个数（2个数、4个数为节奏，快慢根据个人情况而定）。

训练节奏表

第28～33个训练动作上4下4慢速完成	第28～33个训练动作上2下2中等速度完成	第28～33个训练动作	第34和35个静态训练动作
节奏： • 上半程4个数 • 下半程4个数 每次练习持续6～7秒 • 6次练习：36～42秒 • 9次练习：54～63秒 • 12次练习：72～84秒	节奏： • 上半程2个数 • 下半程2个数 每次练习持续3～4秒 • 10次练习：30～40秒 • 15次练习：45～60秒 • 20次练习：60～80秒	顶峰收缩阶段：10秒、20秒或30秒	顶峰收缩阶段：30秒至1分钟

28 卷腹

这个动作可以强化腹肌，在举起身体至最高点时注意深呼吸。

1 仰卧，脊柱保持中立位，双腿屈膝，双手放在耳处，慢慢向上抬起肩部。

2 双眼看向天花板，在向上抬起肩部前注意深吸气。下降身体然后进行重复练习。

3 为了避免颈椎出现不适，请注意以下几点：

● 不要对颈部施加压力。

● 不要让头部完全与地面接触。

● 在下颌与前胸处保持一定的间隙。

🟡 进行2~3组每组6~20次的重复练习。动作节奏请参照第64页提到的，每两组间休息1~2分钟，在此期间可以使用第33页提到的动作使身体充分恢复。

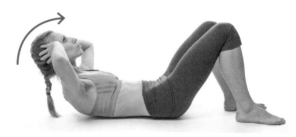

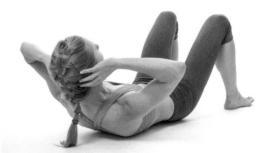

变式动作

使用毛巾进行辅助练习

使用毛巾进行辅助训练，可以使颈椎更加舒适。

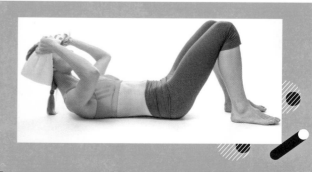

29 仰卧举腿

这个动作相比卷腹强度要大，需要克服腿部的重量并将它抬起。这个动作会让我们感受到下背部的紧张，在练习时幅度和速度十分重要。需要注意，在练习时不要让膝盖在动作下降阶段超过髋关节的位置。

1 与卷腹动作的起始姿势相同，分别抬起左右腿至髋关节的位置。

2 深吸气，然后向上抬起臀部离开地面并卷起脊柱，呼气2~4秒结束。

3 慢慢下降臀部，吸气2~4秒结束后进行重复练习。

● 进行2~3组，每组6~20次的重复练习，每两组间保持1~2分钟的休息。

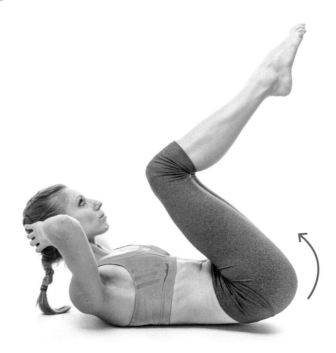

30 两头起

这个动作需要同时抬起上半身和腿部，难度相对较大。

1 与仰卧举腿的起始姿势相同，同时抬起双腿与上半身。

2 深吸气，然后同时抬起肩胛骨及臀部，呼气2～4秒结束，然后回到动作初始姿势并进行重复练习。

● 进行2～3组每组6～20次的重复练习，每两组间保持1分钟的休息。还可以选择在动作最高处保持静止10～20秒进行缓慢呼吸。

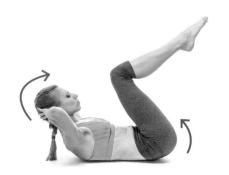

31 侧向卷腹

这个动作可以使身材变得更加纤细，并且保持膝关节和骨盆的稳定。

1 与第28个动作的初始姿势相同，然后抬起左侧上半身2～4秒，左手臂触碰右腿外侧。

2 下降左侧上半身2～4秒，然后进行重复练习。

● 进行1组6～20次的重复练习，然后交换另一侧进行训练。总共完成2～3组练习。每两组间休息1～2分钟，在此期间可以使用第9个训练动作（第32页）进行放松。

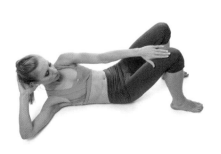

32 单腿屈膝侧向卷腹

这个训练动作相比普通的侧向卷腹强度更高，它对于身体的平衡性有较高要求。注意在训练中始终保持肘部打开。

1 仰卧，左脚踝抵在右膝处，右手放在耳后，左手臂向左侧伸直。

2 深吸气，然后向左抬起上半身2~4秒，直至右侧肩胛骨离开地面。

3 下降右侧上半身2~4秒，然后进行重复练习，注意避免头部与地面接触。

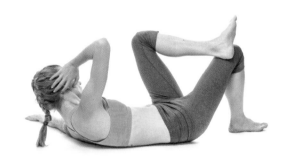

● 进行1组6~20次的重复练习，然后交换另一侧进行训练。总共完成2~3组练习。每两组间休息1~2分钟，在此期间可以使用第9个训练动作（第32页）进行放松。

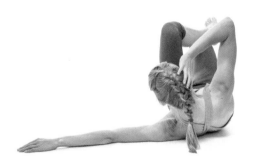

33 仰卧直腿单侧卷腹

这个动作是单腿屈膝侧向卷腹的变式动作,通过垂直方向触碰对侧脚尖的方式实现。

1 抬起左腿至与地面垂直。

2 深吸气,然后向左抬起右侧肩膀。

3 同时伸直右手触碰左脚踝或左脚尖,整个过程持续2~4秒。

4 下降右侧上半身2~4秒,然后进行重复练习。

进行1组6~20次的重复练习,然后交换另一侧进行训练。总共完成2~3组练习。每两组间休息1~2分钟。在此期间可以使用第9个训练动作(第32页)进行放松。

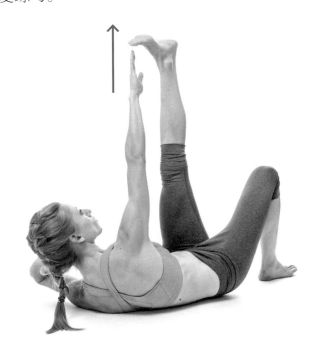

34 半程平板支撑

这个动作可以帮助我们增强腹肌与负责伸展脊柱的肌肉群，同时对于提高身体的稳定性也有一定的作用。

1 跪姿，双手触地，与肩垂直，双膝与骨盆垂直，脊柱处于中立位。

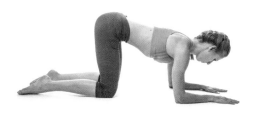

2 慢慢向后滑动双膝至上半身与地面平行，双臂依旧保持与肩的垂直关系。双手手臂用力对抗地面，脊柱保持自然的生理弯曲。

3 深呼吸并回到训练初始姿势。

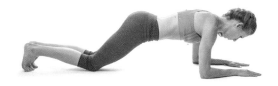

● 保持这个姿势30秒到1分钟，然后采用第27个训练动作（第56页）进行放松，可以使腰部得到拉伸。完成1~2次的重复练习。

35 平板支撑

相比半程平板支撑，这个动作要求腿部完全伸直，它会增加核心区域所受到的刺激强度。在练习时注意双手对抗地面发力，保持肩部下垂以及脊柱的自然生理弯曲。

1 跪姿，上半身与地面平行。

2 向后完全伸直双腿，双脚尖充分拉伸。

3 用力收紧腹肌的同时注意不要屏气，使肩部和髋关节在一条直线上。

4 下降身体回到训练初始姿势。

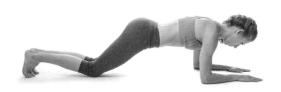

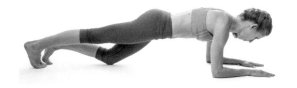

🔘 保持这个姿势20～45秒，然后采用第27个训练动作（第56页）进行拉伸放松。完成1～2次的重复练习。需要注意的是，如果把双脚抬高，训练难度会大大增加。

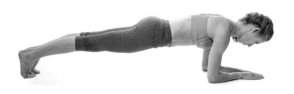

脊柱肌群训练动作

训练节奏

脊柱肌群在日常生活中主要起到维持身体稳定的作用，根据它们的功能特点，需要注意在练习时使用较慢的速度以及较小的动作幅度。

第36~39个训练动作，需要注意在肌肉收缩阶段保持30秒到1~2分钟的时间。而第40~43个训练动作，需要注意采用较小的动作幅度并且用4~8秒完成。同样也可以在动作最高点进行等长收缩练习。

36　臀桥

前面讲解拉伸时已经提到了这个练习动作，也是很好地提高脊柱肌肉的训练动作，对于维持身体的平衡有很大帮助。

1 与第11个训练动作（第35页）姿势相同，但注意不要收紧臀部，避免带来过大的压力。

2 注意肩部抵抗地面发力，这样可以更好地感受胸部的拉伸。

3 慢慢下降脊柱，注意保持腹肌收缩。

保持这个姿势1~4分钟，然后采用第2个、第3个或第12个训练动作拉伸腰部（第25页和第35页），完成1~3次重复练习。

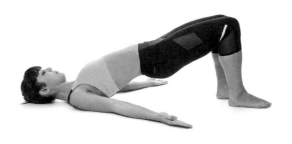

37 四种臀桥变式练习

如果你有较长时间的训练经验，那么可以尝试以下四种不同的臀桥变式练习。

1 屈膝90° 臀桥

1 采用臀桥一样的动作起始姿势，右腿屈膝至大小腿呈90°。

2 向上抬起臀部至肩与髋关节、膝关节呈一条直线，保持30秒到1分钟的时间，然后慢慢下降身体并进行另一侧的练习。

3 回到训练初始姿势的过程中注意卷曲脊柱。

● 进行2~3组，每组20秒到1分钟的练习。在每两组休息过程中可以使用第2~6个训练动作（第25~28页）进行提高骨盆稳定性的练习。

2 单腿垂直臀桥

与臀桥的动作初始姿势一样，但是要注意抬起右腿至与地面垂直，双手掌心向上，脚踝、膝关节与髋关节呈一条直线。

● 每侧进行2~3组，每组20~30秒的练习。在每两组休息过程中可以使用第2~6个训练动作（第25~28页）进行提高骨盆稳定性的练习。

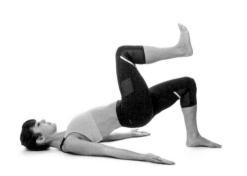

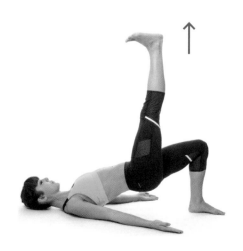

3 单腿侧臀桥

1 与单腿垂直臀桥的动作初始姿势相同，当左腿与地面垂直后向左侧倾斜。注意训练过程中保持骨盆稳定。

2 注意用力收紧右侧臀部肌肉，并同时注意双脚跟发力。

⬤ 保持这个姿势15～30秒，然后交换另一侧腿进行练习。在每两组间休息时可以使用第2～6个拉伸动作（第25～28页）进行放松。每侧完成1～2次重复练习。

4 单腿绕环臀桥

1 与单腿侧臀桥的动作姿势相同，需要注意进行8次顺时针与8次逆时针的腿部绕环练习。

2 放下背部和腿部回到训练初始姿势，然后进行另一侧练习。

⬤ 在交换进行另一侧腿训练前，使用第2～6个训练动作（第25～28页）进行拉伸放松。每侧完成1～2次重复练习。

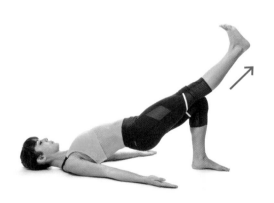 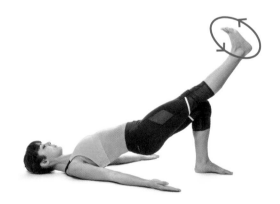

38 俯身十字伸展练习

这个动作可以训练身体的平衡性，练习中需要注意保持手臂、上半身以及向后伸直的腿处在一条直线上。

1 跪姿，手腕位于肩下，膝盖位于髋关节下方，双眼看向地面，脊柱保持中立位。

2 向后伸直右腿，脚尖微屈，然后向前伸直左侧手臂至与肩齐平，掌心向内。

3 注意保持肩部与髋关节稳定，不要有任何闭气现象出现。

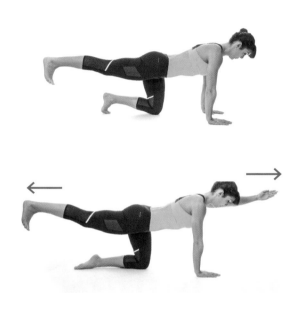

保持这个姿势30秒到1分钟，然后交换另一侧进行练习。组间休息时可以使用第27个训练动作（第56页）进行放松。

变式动作

向两侧伸展的十字伸展练习

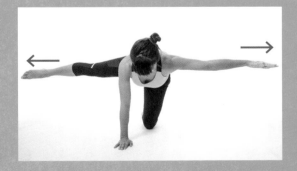

与普通的俯身十字伸展练习相同，注意左手向身体左侧伸直，右腿则向身体右侧伸直。

保持这个姿势30秒到1分钟，然后交换另一侧进行练习。组间休息时可以使用第27个训练动作（第56页）进行放松。

39 四种膝盖触地的侧桥练习

这个动作对于核心区域的刺激性较强，需要在向一侧倾斜身体时保持身体平衡，并确保上半身与脚尖处在一条直线上。

1 站姿，左腿跪在地面上，右腿向右侧伸直，右腿与左腿在一条直线上。

2 向左侧倾斜上半身，与右腿呈一条直线。

3 我们可以通过调整手臂的姿势来改变动作难度：

❶ 双手放在骨盆处。

❷ 双手交叉放在胸前。

❸ 双手放在头两侧。

❹ 双手向上伸直。

🔘 保持动作姿势15～30秒或30秒～1分钟甚至更长的时间。然后交换另一侧进行练习。交换练习前可以采用第9个训练动作（第32页）对脊柱放松。

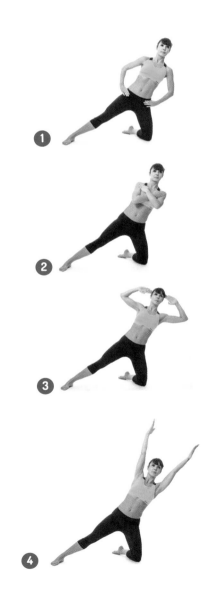

40 俯卧挺身练习

这个动作可以放松腰部，如果有脊柱前凸问题，需要在腹部下放置一条毛巾。

1 俯卧，双手交叉放在额头下方。

2 低头放松颈椎，双脚尖踩地。

3 深吸气，用2秒抬起手臂、肩部及头部，保持最高点姿势1秒，然后用2秒回到训练初始姿势。

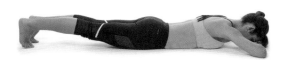

进行6~12次的重复训练，在最高点要保持10~20秒的静止时间，切忌出现闭气现象。然后使用第23个动作（第51页）或第27个动作（第56页）进行放松。

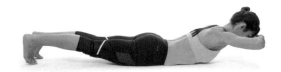

41 W形俯卧挺身练习

这个动作包含伸展脊柱及内收手臂，对于背部深层和浅层肌肉都有一定的刺激。

采用俯卧挺身练习的准备姿势，然后按照下列顺序进行练习：

● 第一阶段，吸气：抬起头部、手臂、肩部，并保持手掌位于额头下方。

● 第二阶段，呼气：向内收肘关节，感受背阔肌的收缩。

● 第三阶段，吸气：将双手重新放到额头处。

● 第四阶段，呼气：慢慢下放头部、肩部及手臂。

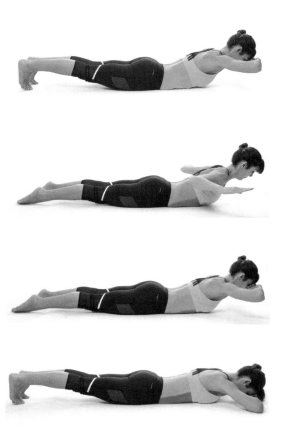

● 进行6～12次的重复训练，在最高点要保持10～20秒的静止时间，切忌出现闭气现象。

42 俯卧交叉伸展练习

这个动作需要同时抬起一侧手臂与另一侧的腿部。

1 俯卧，双脚尖自然向后伸直，眼睛朝下看。

2 用2秒同时抬起右腿与左手臂，在最高点保持1秒，然后用2秒回到训练初始姿势。

● 进行6～12次的重复训练，在最高点要保持10～20秒的静止时间，然后交换另外一侧进行练习。可以采用第23个动作（第51页）或第27个动作（第56页）进行放松。

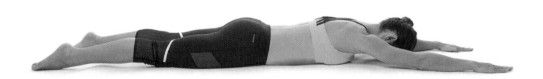

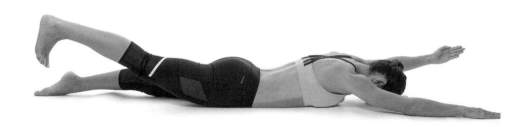

变式动作

1 屈膝练习

这个动作对于臀部肌群的刺激会更强。

1）俯卧，右腿屈膝，脚跟朝上的同时勾右脚，同时抬起右腿与左侧手臂。

2）在最高点保持2秒，然后用2秒下降身体并回到训练初始姿势。

● 进行6~12次的重复训练，在最高点要保持10秒的静止时间，切忌出现闭气现象。然后交换另一侧进行练习，可以采用第20个动作（第47页）或第24个动作（第52页）进行放松。

2 上半身移动练习

这个动作对于腰部的刺激会更强。

1）在伸展手臂的过程中同时抬起上半身。

2）与之前的动作训练速率一致。

● 进行6~12次的重复训练，在最高点要保持10秒的静止时间，切忌出现闭气现象。然后交换另一侧进行练习，可以采用第20个动作（第47页）或第24个动作（第52页）进行放松。

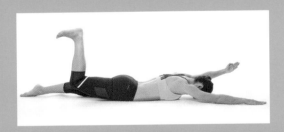

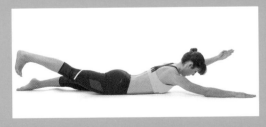

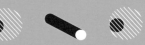

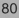

43 俯卧十字练习

这个动作可以强化肩部肌肉，同时对解决圆背问题有很大帮助。

1 俯卧，双手伸直于身体两侧，双手掌心向上。

2 慢慢向上画圈抬起手臂至双手掌心相对，并向前伸直，整个过程持续4秒。

3 保持最高点的姿势2秒，然后再用4秒的时间回到训练初始姿势。

4 需要注意的是，双手掌的姿势会随着双手臂的画圈而不断发生变化，当结束一次练习并回到训练初始姿势时，双手掌也需要回到掌心向上的状态。

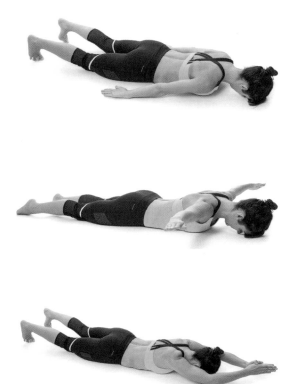

● 进行6～12次的重复训练，然后采用第20个动作（第47页）或第27个动作（第56页）进行放松。

训练计划

计划细节

这一阶段的计划将持续 4 周，每周三个训练日，每两个训练日之间有一个休息日。每个训练日中依旧有一个有氧训练，它的强度会相比上一个阶段更高。

在第一个和第三个训练日中，我们会安排刺激核心区域的训练动作，而在第二个训练日则只会安排拉伸练习。第一个和第三个训练日也都会包含一个或两个拉伸练习。

第 一 周

第一个训练日 有氧训练＋第一类核心训练＋第二类核心训练

有氧训练	进行65%强度4分钟＋70%强度4分钟＋75%～80%强度4分钟＋75%强度4分钟＋65%强度4分钟的练习 放松：小于65%强度进行3～5分钟练习
核心训练：第一类 ❶ 卷腹★ ❷ 臀桥 ❸ 仰卧屈膝拉伸练习	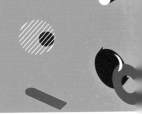▶65　　▶72　　▶25

核心训练：第二类 ❶ 仰卧举腿 ❷ 臀桥 ❸ 仰卧屈膝旋转练习 ❹ 脊柱旋转练习 ★采用慢速（上4秒下4秒）完成6~12次重复练习，或采用中等速度（上2秒下2秒）完成10~20次重复练习。	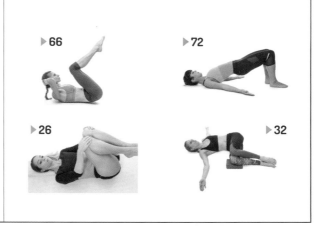

第二个训练日　有氧训练＋第一类拉伸训练＋第二类拉伸训练

有氧训练	进行65%强度4分钟＋70%强度4分钟＋75%~80%强度4分钟＋75%强度4分钟＋65%强度4分钟的练习 放松：小于65%强度进行3~5分钟练习
核心训练：第一类 ❶ 骨盆翻转练习 ❷ 仰卧单侧屈膝拉伸练习 ❸ 仰卧屈膝拉伸练习 ❹ 仰卧屈膝旋转练习 ❺ 仰卧单侧竖腿练习 ❻ 侧卧单腿屈膝拉伸练习 ❼ 肩部旋转练习 ❽ 仰卧单臂肩部拉伸练习 ❾ 脊柱旋转练习 ❿ 平躺拉伸（以及它的变式动作）	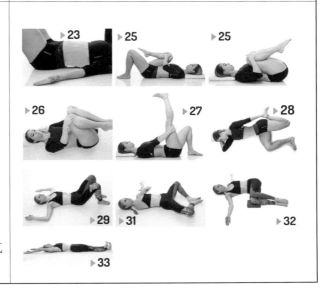

第三个训练日　有氧训练 + 第三类核心训练 + 第四类核心训练

有氧训练	进行65%强度4分钟 + 70%强度4分钟 + 75%强度12分钟 + 70%强度4分钟 + 65%强度4分钟的练习 放松：小于65%强度进行3～5分钟练习
核心训练：第三类 ❶ 两头起★ ❷ 臀桥 ❸ 臀桥，变式动作 ❹ 仰卧单侧屈膝拉伸练习 ❺ 仰卧单侧竖腿练习 ★采用较慢或中等速度的方式完成练习，具体方法可以参考第一周第一个训练日的相关安排。	▶67　▶72　▶73　▶25　▶27
核心训练：第四类 ❶ 侧向卷腹★ ❷ 俯身十字伸展练习 ❸ 仰卧屈膝拉伸练习 ❹ 脊柱旋转练习 ★采用较慢或中等速度的方式完成练习，具体方法可以参考第一周第一个训练日的相关安排。	▶75　▶67　▶25　▶32

第 ② 周

第一个训练日 有氧训练＋第五类核心训练＋第六类核心训练

有氧训练	进行65%强度6分钟＋70%强度6分钟＋75% 强度4分钟＋80%强度4分钟＋70%强度4分钟 的练习 放松：小于65%强度进行3～5分钟练习
核心训练：第五类 ❶ 卷腹★ ❷ 仰卧举腿★ ❸ 臀桥 ❹ 臀桥，变式动作 ❺ 臀桥，变式动作 ❻ 仰卧单侧屈膝拉伸练习 ❼ 仰卧单侧竖腿练习 ★采用较慢或中等速度的方式完成练习，具体方法可以参考第一周第一个训练日的相关安排。	▶65　　▶66 ▶72 ▶73　　▶73　　▶25 ▶27
核心训练：第六类 ❶ 仰卧直腿单侧卷腹★ ❷ 俯身十字伸展练习 ❸ 脊柱旋转练习 ❹ 侧卧单腿屈膝拉伸练习 ★采用较慢或中等速度的方式完成练习，具体方法可以参考第一周第一个训练日的相关安排。	▶69　　▶75 ▶32　　▶28

第二个训练日　有氧训练＋第三类拉伸训练＋第四类拉伸训练

有氧训练	进行65%强度4分钟＋70%强度4分钟＋75%强度2分钟＋80%强度2分钟＋4次（85%强度1分钟＋70%强度2分钟）的练习 放松：小于65%强度进行3～5分钟练习
拉伸训练：第三类＋第四类 ❶ 臀桥 ❷ 两头起拉伸练习 ❸ 仰卧屈膝90°拉伸练习 ❹ 颈部拉伸练习 ❺ 站姿水平十字拉伸练习 ❻ 胸部拉伸练习 ❼ 肩胛拉伸练习：双手向前伸直 ❽ 腰部卷曲练习 ❾ 背阔肌与腹斜肌拉伸练习	▶35　▶35　▶36 ▶37　▶38　▶39 ▶41　▶43　▶45

第三个训练日　有氧训练＋第七类核心训练＋第八类核心训练

有氧训练	进行65%强度4分钟+70%强度4分钟+75%强度16分钟 + 70%强度4分钟 + 65%强度4分钟的练习 放松：小于65%强度进行3～5分钟练习

核心训练：第七类

❶ 两头起★

❷ 臀桥，变式动作★★

❸ 臀桥，变式动作★★

❹ 臀桥，变式动作★★

❺ 臀桥，变式动作★★

❻ 仰卧屈膝拉伸练习

❼ 仰卧屈膝旋转练习

❽ 平躺拉伸

★采用较慢或中等速度的方式完成练习，具体方法可以参考第一周第一个训练日的相关安排。

★★当我们抬起右腿时，需要注意左侧臀部收紧，并保持15～30秒的时间。然后换另一侧进行同样的练习。如果这种方式难度较高，也可以采用连续举起左右侧腿部的方式进行练习。

▶67

▶73

▶73

▶74

▶74

▶25

26

▶33

核心训练：第八类 ❶ 单腿屈膝侧向卷腹★ ❷ 仰卧单侧竖腿拉伸练习 ❸ 仰卧屈膝拉伸练习 ❹ 脊柱旋转练习 ❺ 侧卧单腿屈膝拉伸练习 ★采用较慢或中等速度的方式完成练习，具体方法可以参考第一周第一个训练日的相关安排。	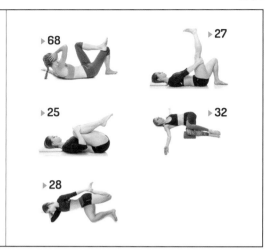

第 三 周

第一个训练日　有氧训练 + 第九类核心训练 + 第十类核心训练

有氧训练	进行65%强度4分钟+70%强度4分钟+75%强度4分钟 + 75% ~ 80%强度8分钟 + 70%强度4分钟的练习 放松：小于65%强度进行3 ~ 5分钟练习
核心训练：第九类 ❶ 跪姿圆背拉伸练习 ❷ 半程平板支撑或平板支撑 ❸ 两头起★ ❹ 跪姿俯身拉伸练习 ★采用较慢速的方式（上4秒下4秒）完成6 ~ 12次重复练习，或采用中等速度（上2秒下2秒）完成10 ~ 20次重复练习，结束练习前保持10秒左右的顶峰收缩。	▶51　　▶70 或 71 ▶67　　▶56

核心训练：第十类

❶ 臀桥，变式动作

❷ 仰卧直腿单侧卷腹★

❸ 四种膝盖触地的侧桥练习，变式动作1、2

❹ 平躺拉伸，变式动作

★采用较慢速的方式（上4秒下4秒）完成6～12次重复练习，或采用中等速度（上2秒下2秒）完成10～20次重复练习，结束练习前保持10秒左右的顶峰收缩。

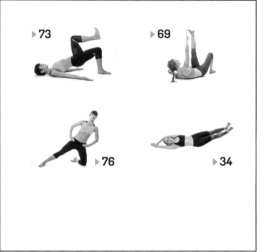

第二个训练日　有氧训练＋第五类拉伸训练＋第六类拉伸训练

有氧训练	进行2分钟强度从65%＋70%＋75%＋80%的练习，再进行3次（85%强度2分钟＋70%强度3分钟）的练习 放松：小于65%强度进行3～5分钟练习
拉伸训练：第五类＋第六类 ❶ 站姿腘绳肌拉伸练习 ❷ 站姿股四头肌拉伸练习 ❸ 弓箭步拉伸练习 ❹ 跪姿圆背拉伸练习 ❺ 跪姿健身球伸展练习 ❻ 跪姿腰肌拉伸练习 ❼ 俯卧屈腿拉伸练习 ❽ 跪姿俯身拉伸练习	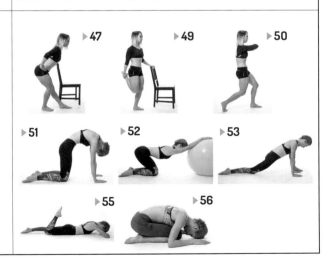

第三个训练日　有氧训练＋第十一类核心训练＋第十二类核心训练

有氧训练	进行65%强度4分钟＋70%强度4分钟＋75%强度16分钟＋70%强度4分钟＋65%强度3分钟的练习 放松：小于65%强度进行3～5分钟练习

核心训练：第十一类

❶ 跪姿俯身拉伸练习

❷ 俯卧挺身练习

❸ 两头起★

❹ 臀桥

❺ 臀桥，变式动作1

❻ 臀桥，变式动作2

❼ 仰卧屈膝拉伸练习

❽ 仰卧屈膝旋转练习

★采用较慢或中等速度的方式完成练习，具体方法可以参考第一周第一个训练日的相关安排。

▶56　▶77　▶67

▶72　▶73　▶73

▶25　▶26

核心训练：第十二类

❶ 跪姿俯身拉伸练习

❷ 俯卧交叉伸展练习

❸ 卷腹★

❹ 仰卧举腿★

❺ 臀桥，变式动作3

❻ 臀桥，变式动作4

❼ 仰卧屈膝拉伸练习

❽ 仰卧屈膝旋转练习

★具体方法可以参考第三周第一个训练日的相关安排。

▶56　▶79　▶65

▶66　▶74　▶74

▶25　▶26

第 四 周

第一个训练日　有氧训练 + 第十三类核心训练 + 第十四类核心训练

有氧训练	进行65%强度4分钟+70%强度4分钟+75% ~80%强度4分钟+80~85%强度4分钟 + 75% 强度4分钟 + 70%强度4分钟的练习放松: 小于65%强度进行3~5分钟练习
核心训练：第十三类 ❶ 跪姿俯身拉伸练习 ❷ W形俯卧挺身练习 ❸ 卷腹★ ❹ 仰卧举腿★ ❺ 俯卧交叉伸展练习，变式动作 ❻ 单腿屈膝侧向卷腹 ❼ 平躺拉伸 ★具体方法可以参考第三周第一个训练日的相关安排。	▶56　▶78　▶65 ▶66　▶80　▶68 ▶33
核心训练：第十四类 ❶ 跪姿圆背拉伸练习 ❷ 俯身十字伸展练习，变式动作 ❸ 两头起★ ❹ 平板支撑 ❺ 俯卧十字练习 ❻ 仰卧直腿单侧卷腹★ ❼ 平躺拉伸，变式动作 ❽ 仰卧屈膝拉伸练习 ❾ 脊柱旋转练习 ★具体方法可以参考第三周第一个训练日的相关安排。	▶51　▶75　▶67 ▶71　▶81　▶69 ▶34　▶25　▶32

第二个训练日　有氧训练＋三类拉伸训练任选

有氧训练	进行2分钟强度从65%＋70%＋75%＋80%的练习，再进行3次（85%强度2分钟＋70%强度4分钟）的练习，最后进行65%强度6分钟的练习 放松：小于65%强度进行3～5分钟练习
拉伸训练	第一类＋第三类＋第五类或第二类＋第四类＋第六类：见第23～56页

第三个训练日　有氧训练＋第十五类核心训练＋第十六类核心训练

有氧训练	进行65%强度4分钟＋70%强度4分钟＋75%强度8分钟＋80%强度8分钟＋70%强度4分钟＋65%强度4分钟的练习 放松：小于65%强度进行3～5分钟练习
核心训练：第十五类 ❶ 跪姿圆背拉伸练习 ❷ 俯身十字伸展练习（抬起右腿和左手臂）★ ❸ 俯身十字伸展练习，变式动作（抬起右腿和左手臂）★ ❹ 单腿屈膝侧向卷腹★★ ❺ 四种膝盖触地的侧桥练习，变式动作3、4 ❻ 仰卧单侧竖腿练习 ❼ 侧卧单腿屈膝拉伸练习 ❽ 仰卧屈膝旋转练习	▶51 ▶75 ▶75 ▶68 ▶76 ▶27 ▶28 ▶26

★将这两个动作连续练习，然后再换另外一侧腿进行练习。

★★具体方法可以参考第三周第一个训练日的相关安排。

核心训练：第十六类

① 跪姿圆背拉伸练习

② 俯卧交叉伸展练习，变式动作2

③ 卷腹★

④ 仰卧举腿★

⑤ 俯卧十字练习

⑥ 平板支撑

⑦ 两头起★

⑧ 脊柱旋转练习

★具体方法可以参考第三周第一个训练日的相关安排。

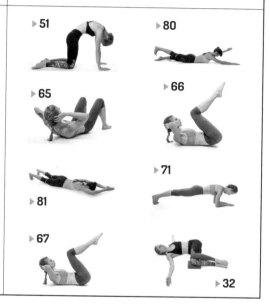

▶51 ▶80 ▶65 ▶66 ▶81 ▶71 ▶67 ▶32

第三阶段
腿部、背部及脊柱训练

第三阶段的训练重点主要集中在腿部、背部、手臂、腹部及竖脊肌的提高上。

要明白，腿部力量的强化十分有助于预防背部伤痛：在进行拉或拿的动作时，腿部力量可以帮助我们减少腰部所受到的限制。深蹲训练是腿部训练中的基础，在进行上拉动作时，它可以帮助我们很好地缓解背部压力。建议大家在最开始时就注意对骨盆翻转训练的练习。

当进行双手放在颈后的深蹲姿势练习时，身体的平衡性会得到明显的锻炼，类似训练也体现在箭步蹲和登台阶的练习中。背阔肌与手臂肌肉负责将一个物体拉向我们，可以借助弹力带的帮助进行针对背阔肌的练习（第105～106页）。练习时最好对照镜子，这样可以方便更好地观察记住的姿势。练习中最好采用相对较慢的节奏，在动作顶点注意保持肘部弯曲。

站姿的竖脊肌训练相对强度较高，第108～111页的训练会给腰部许多压力，特别是当上半身与地面平行时，腰部所受到的压力更大。

同样，第113～115页所提到的腹部与椅子相接触的动作对于力量的要求并不高，这些动作可以放松肌肉，并且有助于更好地开展第四阶段功能性训练。

腿部训练动作

训练节奏

为了更好地训练核心肌肉，建议使用慢速或中等速度进行练习。在练习时，注意保持正常呼吸且动作做到位。

在进行第44～47个训练动作时，可以进行2～4组，每次动作上4下4的慢速方式完成6～12次的重复练习，或者采用每次动作上2下2的中等速度进行10～20次的重复练习。

还可以将这两种不同的节奏进行组合练习，在两种节奏间保持10～20秒的短间歇。例如，在第44个动作练习时，可以先进行9次上4下4的慢速练习，然后进行15次上2下2的中等速度练习。做完后休息1～2分钟再进行下一组练习，总共完成1～3组。

最后，也可以选择动态练习与静态练习相结合的方式：在动作的顶峰保持10秒、20秒或30秒左右的顶峰收缩，休息2分钟，再开始下一组重复练习，总共完成1～3组。需要注意的是，第48个动作在练习时最好采用上2下2的节奏，如果使用静态训练，那么相对难度较高。

训练节奏表

第47个训练动作 上4下4慢速完成	第48个训练动作 上2下2中等速度完成	第47个训练动作
节奏： 上半程4个数 下半程4个数 每次练习持续6～7秒： 6次练习：36～42秒 9次练习：54～63秒 12次练习：72～84秒	节奏： 上半程2个数 下半程2个数 每次练习持续3～4秒： 10次练习：30～40秒 15次练习：45～60秒 20次练习：60～80秒	顶峰收缩阶段：10秒、20秒或30秒

44 椅子深蹲练习

这是个十分有效的练习腿部肌肉的训练动作。

1 准备一把椅子，双手放在膝盖上方，上半身直立。

2 双腿间站距与肩或骨盆同宽，双脚脚尖朝外打开，向前倾斜上半身并保持身体直立，数4个数下蹲。

3 下蹲过程中双手扶住膝盖上方。

4 蹲起时双手同样扶住膝盖，上半身保持前倾及脊柱直立，蹲起过程中同样数四个数。

5 在最高点呼气，在最低点吸气。

● 进行6~12次的慢速练习或10~20次中等速度的练习，休息1~2分钟后进行1~3组的重复练习。

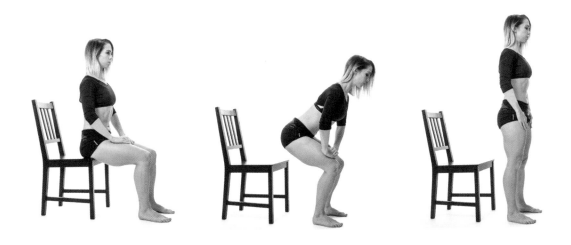

变式动作

1 双手向前伸直

1）与普通的深蹲练习动作姿势一致，但双臂要保持与肩齐平的高度向前伸直。

2）蹲起过程中双手自然沿身体伸直。

3）下蹲过程中注意双手向前伸直并保持脊柱直立。

● 进行6~12次的慢速练习或10~20次的中等速度练习，休息1~2分钟后再进行1~3组的重复练习。

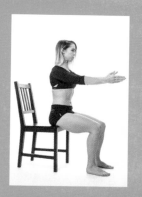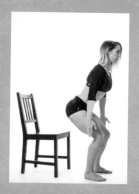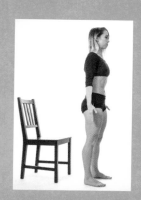

2 双手置于颈后

与前面动作姿势一致，只不过需要采用双手交叉握在颈后的方式，这样可以增加背部肌肉所受到的刺激。

● 进行6~12次的慢速练习或10~20次的中等速度练习，休息1~2分钟后再进行1~3组的重复练习。

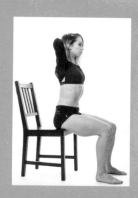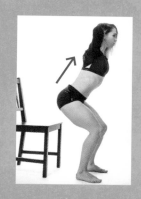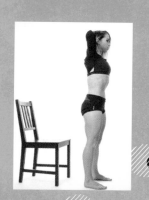

45 单腿深蹲练习

在练习中始终注意膝盖与脚尖处在一条直线上，在动作最高点注意保持膝盖微屈。

1 坐姿，抬起右脚跟并保持脊柱自然弯曲。

2 上半身前倾，然后利用左腿的力量站起，全程注意保持右脚跟悬空。

3 在下蹲过程中注意保持较慢的速度。

4 下蹲前吸气，蹲起后呼气。

● 进行6~12次的慢速练习或10~20次的中等速度练习，然后交换另一侧腿进行练习。可以采用第21个动作（第49页）对股四头肌进行拉伸，每侧需完成1~3次的重复练习。

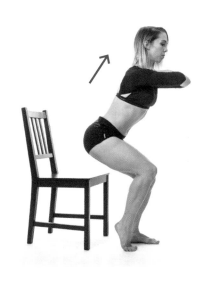
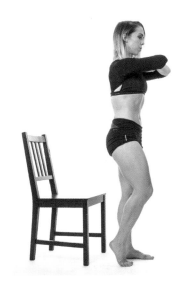

46 健身球深蹲练习

这个动作可以强化腿部肌肉并放松背部肌肉。

1 站姿，双手伸直于身体两侧或交叉握在胸前，倚住一个健身球并靠在墙上，双脚间站距与肩同宽。

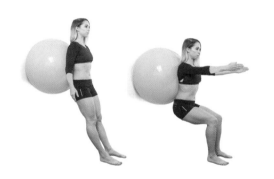

2 下蹲至大腿与地面平行，双手手臂同时保持与地面平行。腿部发力蹲起至训练初始姿势。

🔹 进行6～12次的慢速练习或10～20次的中等速度练习。最后一次练习结束后保持10～30秒的顶峰收缩，休息1～2分钟，然后进行1～3组的重复练习。

变式动作

单腿练习

1）下蹲至最低点后伸直右腿，保持15～30秒或更多的顶峰收缩。

2）交换另一侧进行练习。

🔹 组间休息时可以采用第21个动作（第49页）对股四头肌进行拉伸，每侧需完成1～3次的重复练习。

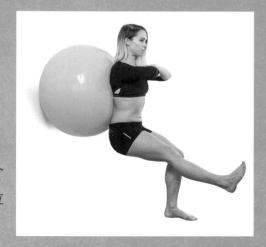

47 椅子箭步蹲练习

这个动作可以刺激腿部与臀部肌肉，同时提高平衡性。

1 站姿，椅子放在左脚处，双脚站距与骨盆同宽。

2 右腿向后站一步，右脚尖踮起并保持背部直立。

3 手扶住椅子，吸气数2～4个数下蹲至右膝盖接近地面。

4 在动作顶峰处注意：

- 左膝盖垂直左脚踝。

- 右脚踝位于骨盆下方。

- 上半身垂直地面并位于椅子后侧。

5 数2～4个数蹲起并呼气，全程注意不要改变上半身的姿势，上身要始终垂直于地面。

● 进行6～12次的慢速练习或10～20次的中等速度练习。交换另一侧进行练习。可以采用第21个动作（第49页）对股四头肌进行拉伸，每侧需完成1～3次的重复练习。最后一次练习结束后保持10～30秒的顶峰收缩。

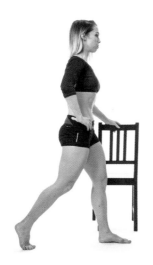
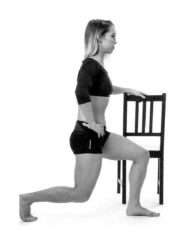

变式动作

颈后箭步蹲练习

1）与前一个动作姿势一致，只不过是使用双手交叉置于颈后的姿势进行练习。

2）注意保持上半身直立。

🖐 进行6～12次的慢速练习或10～20次的中等速度练习。交换另一侧进行练习。可以采用第21个动作（第49页）对股四头肌进行拉伸，每侧需完成1～3次的重复练习。最后一次练习结束后保持10～30秒的顶峰收缩。

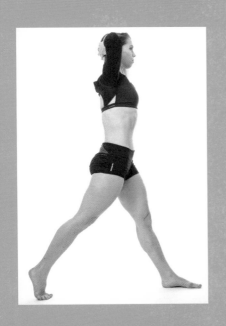
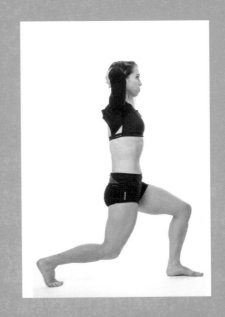

48 登台阶练习

注意保持上半身轻微向前倾斜。

1 站姿，双手臂伸直于身体两侧或放在髋关节上，向上迈一只脚站在台阶（30～35cm高度）上。注意尽量不要使用椅子，它的高度会对训练有一定的影响。

2 站在台阶上的脚发力带动另一只脚站上台阶。

3 后站上的一只脚先下到地面上，注意保持较慢的速度。

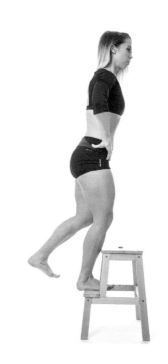

用中等速度进行10～15次的重复练习。数2个数站上去，然后数2个数下来，交换另外一侧进行练习。组间休息1～2分钟，可以采用第21个动作（第49页）对股四头肌进行拉伸，每侧进行1～3次的重复练习。

变式动作

颈后练习

在这种姿势下训练，难度相对较大，对脊柱肌群的刺激较强。

1）与普通的登台阶练习动作姿势一致，只不过需要注意双手置于颈后。

2）全程注意保持背部伸直，上半身轻微向前倾斜。

🌑 用中等速度进行8～15次的重复练习，数2个数站上去然后数2个数下来，交换另一侧进行练习。组间休息1～2分钟，可以采用第21个动作（第49页）对股四头肌进行拉伸，每侧进行1～3次的重复练习。

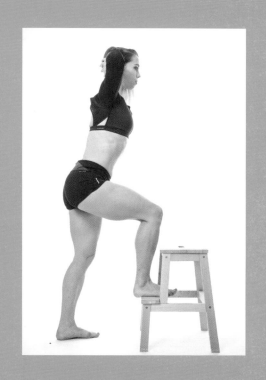
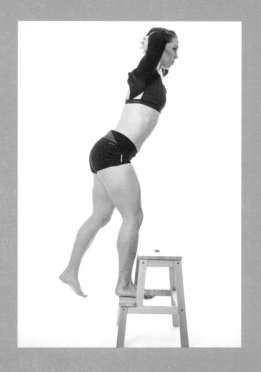

背部训练动作

训练节奏

第51个训练动作和第56个训练动作可以采用"424"的节奏完成6～12次重复练习，或采用"212"的节奏完成8～15次重复练习：在拉伸阶段用4个或2个数节奏完成，然后保持1个或2个数的收缩，再利用4个或2个数回到动作初始姿势。

在每一组动作结束时进行10～20秒的顶峰收缩，注意避免出现闭气现象。

训练节奏

第49～51个训练动作以及第56个训练动作"424"慢速完成	第49～51个训练动作以及第56个训练动作"212"中等速度完成	第49～51个训练动作以及第56个训练动作
节奏： ● 拉伸阶段4个数 ● 收缩阶段2个数 ● 放松阶段4个数 每次练习持续7秒： ● 6次练习：42秒 ● 9次练习：63秒 ● 12次练习：84秒	节奏： ● 拉伸阶段2个数 ● 收缩阶段1个数 ● 放松阶段2个数 每次练习持续3～4秒： ● 6次练习：18～24秒 ● 9次练习：27～36秒	顶峰收缩阶段：10～30秒

49 单臂弹力带划船练习

选择一条阻力合适的弹力带进行练习，过程中注意保持肘部夹紧。

1 站姿，双脚间站距与骨盆同宽，向后站右脚使身体呈箭步蹲姿势站立，右脚跟着地，向前倾上半身。

2 左手扶住左膝盖，这样可以减少腰部受到的压力，并将弹力带固定在左脚下。

3 数2～4个数屈右肘并上拉弹力带，保持2个数的顶峰收缩，然后再用2～4个数伸直手臂并回到训练初始姿势。

4 上拉过程中吸气，下降过程中呼气。

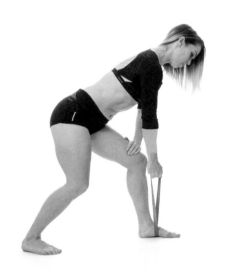

进行6～12次"424"节奏的慢速练习，或进行8～15次"212"节奏的中等速度练习，然后交换另一侧手臂进行练习。每侧需完成1～2组练习，每2组间休息1～2分钟。

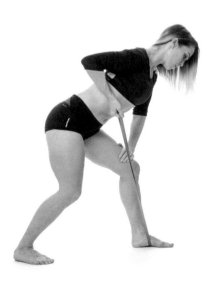

50 坐姿弹力带划船练习

这个动作容易增加腰部的压力，练习时一定要十分慎重。

注意安全

● 使用一个相对较矮的桌子进行练习。

● 将弹力带套在脚下，膝盖保持微屈。

● 在动作放松阶段注意保持上半身与地面垂直，避免腰部出现弯曲的现象。

动作姿势

1 坐在桌子或台阶上，双手握住弹力带数2~4个数进行弹力带划船练习，注意打开胸腔。

2 保持肌肉收缩1个或2个数，然后数2~4个数回到动作初始姿势。

● 进行6~12次"424"节奏的慢速练习，或进行8~15次"212"节奏的中等速度练习，然后休息1~2分钟，完成1~3组重复练习。

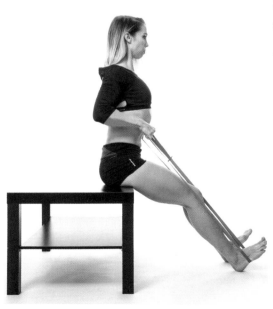

51 弹力带水平拉伸练习

提高负责外旋的小肌肉群水平对增强肩部的稳定性十分有帮助，并且还可以帮助我们解决圆背的问题。

1 坐姿，双手正常握在弹力带的两端。

2 数2~4个数慢慢拉开弹力带并靠近胸部。保持这个姿势2个数，然后用2~4个数回到动作初始姿势。

● 进行6~12次"424"节奏的慢速练习，或进行8~15次"212"节奏的中等速度练习。动作结束时注意保持10~20秒的顶峰收缩，同时避免肘关节角度发生任何变化。可以使用第17个动作（第41页）对肩胛进行拉伸。

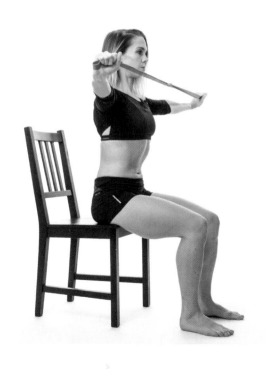

脊柱肌群训练动作

接下来的一系列动作都可以帮助强化竖脊肌，建议采用臀部倚靠墙面或趴在椅子上的方式进行练习。

训练节奏

除第56个训练动作外，其余的动作并不存在训练节奏的注意事项，一般只需要注意保持10秒至1分钟的顶峰收缩即可。在进行每个动作练习时一定要注意寻找肌肉的张力，这对于加强脊柱深层肌肉十分有帮助。

52 站躬身练习：第一阶段

这个动作在练习时需保持上半身前倾30°～60°，这是一个适合初、中级健身爱好者练习的动作。

1 臀部与背部倚靠在墙上，双脚向前站，双脚站距与骨盆同宽。

2 上半身前倾30°～60°，全程保持脊柱直立，臀部紧贴墙面，膝盖微屈，双脚平行。

3 双肘微屈，双手放在大腿中部，脊柱保持自然生理弯曲。

4 可以通过改变手臂的姿势来提高训练难度。

❶ 双手放在大腿上。
❷ 一只手向上伸直。
❸ 双手弯曲向上举起。
❹ 双手向上伸直。

5 回到训练初始姿势。

● 可以选择保持其中一个姿势1分钟或更久，或者将所有的姿势依次练习，每个保持10～20秒。

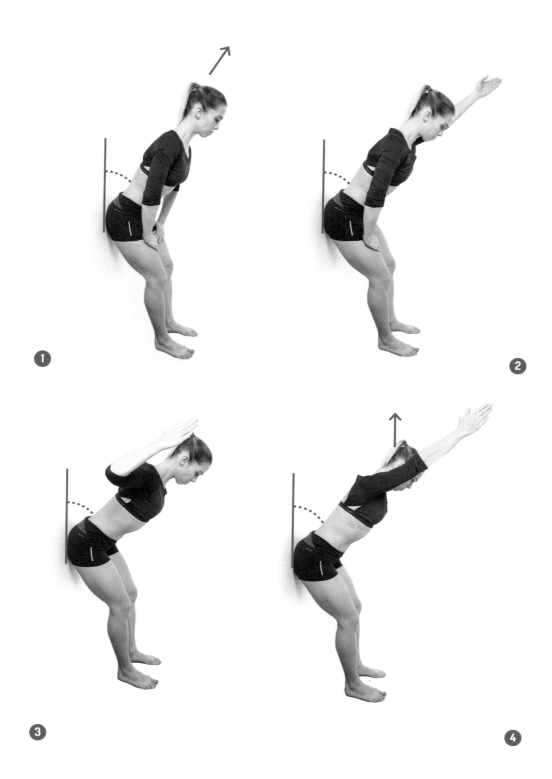

53 站躬身练习：第二阶段

这个动作适合中、高级健身爱好者，需要保持手臂和上半身与地面平行。

1 与前一个动作准备姿势一致，上半身与地面平行。

2 保持臀部与墙面接触，脊柱处于正常生理弯曲。

3 可以通过改变手臂的姿势来提高训练难度。

❶ 双手放在大腿上。

❷ 一只手向前伸直。

❸ 双手向两侧伸直。

4 ❹ 双手弯曲向上举起。回到训练初始姿势。

● 可以选择保持其中一个姿势1分钟或更久，或者将所有的姿势依次练习，每个保持10~20秒。

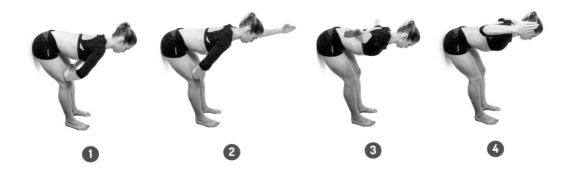

❶   ❷   ❸   ❹

54 站躬身练习：第三阶段

这个动作适合高级健身爱好者，需要保持手臂和上半身与地面平行。

1 与第53个训练动作一样，双手向前伸直与地面平行，始终保持臀部紧贴墙面。

2 保持这个姿势1分钟，避免出现闭气现象，然后放松腹肌并使腹部靠近大腿，从而使腰部得到伸展。

3 站直身体，注意保持下颌靠近胸部的姿势，腹部保持收缩。

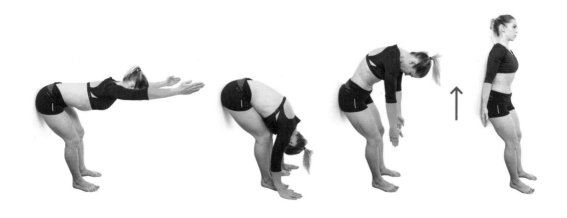

55 站姿侧桥练习：4种变式动作

保持上半身姿势稳定不动。

1 站姿，双脚站距与骨盆同宽，右脚向后站一大步使身体呈箭步蹲姿势，右脚跟与地面接触。

2 向前倾上半身，使右脚、肩部、颈椎和髋关节呈一条直线。

3 右脚跟向后踩地发力。

4 可以通过改变手臂的姿势来提高训练难度。

❶ 双手放在左膝盖上。

❷ 双手交叉放在胸前。

❸ 双手放在耳两侧或颈后。

❹ 双手向上伸直。

● 保持每个姿势15～30秒，然后交换另一侧进行练习。

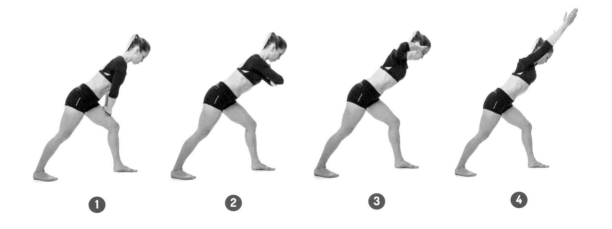

❶ ❷ ❸ ❹

56 俯卧伸髋练习

使用一个椅子进行辅助练习。

1 俯卧在椅子上，屈膝呈90°。

2 吸气然后数2~4个数向后伸直腿进行伸髋练习。

3 在最高点保持双腿与地面平行，数2个数，然后慢慢回到训练初始姿势。

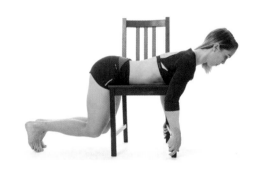

● 进行6~9次"424"节奏的慢速练习，或进行8~15次"212"节奏的中等速度练习，动作结束前保持10~30秒的顶峰收缩，完成1~3组重复练习。可以使用第18个训练动作（第43页）进行拉伸放松。

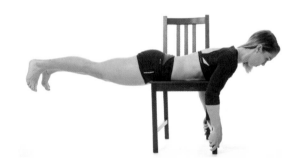

57 俯卧交叉伸髋练习

这个动作有助于强化背部肌肉。

俯卧在椅子上，与第56个动作相同，然后向后伸直右腿并向前伸直左手臂与地面平行。

保持平行的姿势30秒到1分钟，然后交换另一侧进行练习。可以采用第56页或第43页的动作进行拉伸放松，每侧需完成2~3组重复练习。

58 站姿交叉伸髋练习

这个动作相比第57个动作较简单。

1 手扶住椅子，上半身前倾，与地面平行，向后抬起右腿的同时向前伸直左手臂与地面平行。

2 在最高点保持右侧臀部收紧。

3 确保手臂与腿部始终保持与地面平行。

保持这个姿势30秒到1分钟，然后交换另一侧进行练习，可以使用第18个训练动作（第43页）进行拉伸放松，每侧需完成1~3组的重复练习。

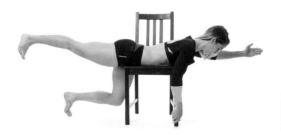

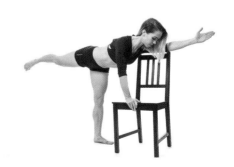

59 健身球俯身练习

使用健身球进行练习时对身体的平衡能力要求更高。

1 将腹部和大腿靠住健身球，上半身前倾，使头、臀部、脚尖呈一条直线，双手置于耳朵两侧。

2 深呼吸，保持竖脊肌和臀部肌群收紧。

● 保持这个姿势20秒到1分钟，然后采用第27个训练动作（第56页）进行组间拉伸放松，共完成1~3组重复练习。

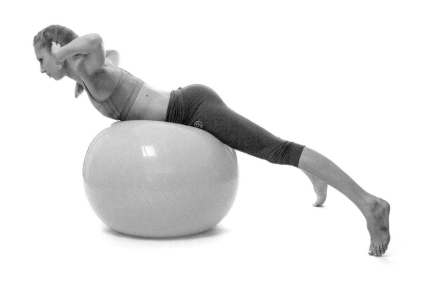

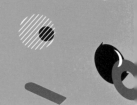

训练计划

计划细节

训练计划时长2周，每周由4个训练日组成（周一、周二、周四、周五），这可以使我们在周末获得一个充分的休息。当然，也可以在周末采用类似第一阶段的方式进行练习，即选择采用30～40分钟有氧练习＋拉伸练习的方式。

腿部训练也是另外一种强化心脏的训练方式，在每个训练日的热身练习结束后，都会安排腿部的训练动作。

每个训练日最后我们都会安排一个或两个腹部训练动作以及两个或三个拉伸练习。

第 ① 周

第一个训练日　腿部＋背部＋腹部＋拉伸训练

热　身	进行5分钟强度递增的有氧训练
训练动作 ❶ 椅子深蹲练习 ❷ 椅子深蹲练习，变式动作 ❸ 坐姿弹力带划船练习 ❹ 卷腹★ ❺ 仰卧举腿★ ❻ 仰卧屈膝拉伸练习 ❼ 仰卧单侧竖腿拉伸练习 ❽ 侧卧单腿屈膝拉伸练习 ★每组利用慢速进行6~12次的上4下4练习，或利用中等速度进行10~20次的上2下2练习，在动作结束时保持20秒左右的顶峰收缩。	▶96　　　▶97 ▶106　　　▶65 ▶66　　　▶25 ▶27　　　▶28

第二个训练日　腿部＋脊柱＋腹部＋拉伸训练

热　身	进行5分钟强度递增的有氧训练
训练动作 ❶ 椅子箭步蹲练习 ❷-❸ 站姿侧桥练习，变式动作1、2 ❹ 站姿交叉伸髋练习 ❺ 侧向卷腹★ ❻ 仰卧举腿★ ❼ 腰部卷曲练习 ❽ 站姿股四头肌拉伸练习 ❾ 平躺拉伸 ★每组利用慢速进行6～12次的上4下4练习，或利用中等速度进行10～20次的上2下2练习，在动作结束时保持20秒左右的顶峰收缩。	▶100　▶112　▶112 ▶114　▶67　▶66 ▶43　▶49　▶33

第三个训练日　腿部＋背部＋腹部＋拉伸训练

热　身	进行5分钟强度递增的有氧训练
训练动作 ❶ 椅子深蹲练习，变式动作1 ❷ 椅子深蹲练习，变式动作2 ❸ 单臂弹力带划船练习 ❹ 单腿屈膝侧向卷腹★ ❺ 平躺拉伸，变式动作 ❻ 脊柱旋转练习 ❼ 侧卧单腿屈膝拉伸练习 ❽ 仰卧单侧竖腿拉伸练习 ★每组利用慢速进行6～12次的上4下4练习，或利用中等速度进行10～20次的上2下2练习，在动作结束时保持20秒左右的顶峰收缩。	▶97　　▶97　　▶105 ▶68　　▶34　　▶32 ▶28　　▶27

第四个训练日　腿部＋脊柱＋腹部＋拉伸训练

热　身	进行5分钟强度递增的有氧训练

训练动作

❶ 健身球深蹲练习

❷ 椅子深蹲练习，变式动作

❸－❻ 站躬身练习，变式动作第一阶段

❼－❽ 四种膝盖触地的侧桥练习

❾ 两头起★

❿ 仰卧屈膝拉伸练习

⓫ 脊柱旋转练习

⓬ 侧卧单腿屈膝拉伸练习

⓭ 仰卧单侧竖腿拉伸练习

★使用慢速或中等速度完成练习，并在动作结束时保持10～20秒的顶峰收缩，具体速度参照第64页的表格。

▶99　▶97

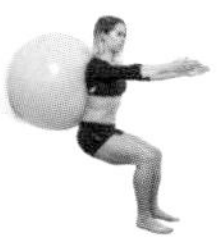

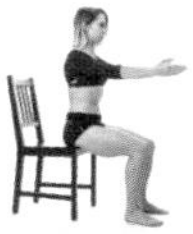

▶109　▶109　▶109　▶109

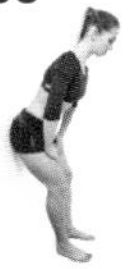

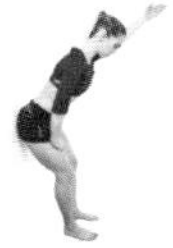

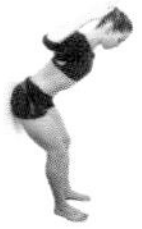

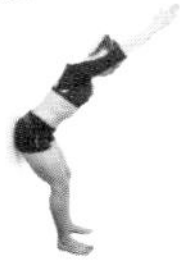

▶76　▶76　▶67　▶25

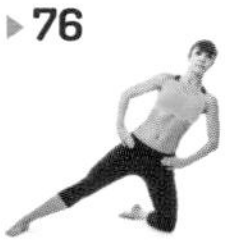

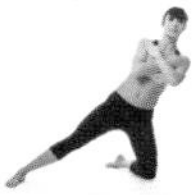

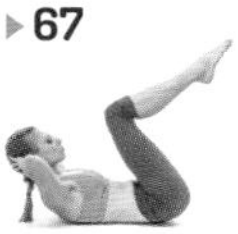

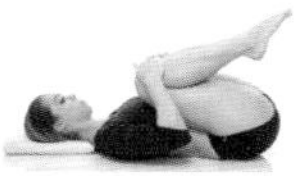

▶32　▶28　▶27

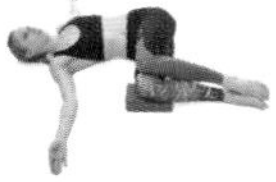

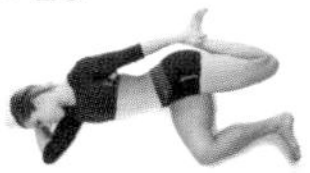

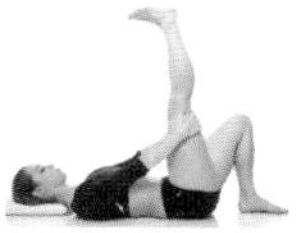

第 二 周

第一个训练日 腿部＋背部＋腿部＋腹部＋拉伸训练

热 身	进行5分钟强度递增的有氧训练
训练动作	▶97　▶105　▶102　▶106
❶ 椅子深蹲练习，变式动作	
❷ 单臂弹力带划船练习	
❸ 登台阶练习	
❹ 坐姿弹力带划船练习	
❺ - ❻ 半程平板支撑或平板支撑	▶70　▶71　▶69
❼ 仰卧单侧直腿卷腹★	
❽ 腰部卷曲练习	
❾ 背阔肌与腹斜肌拉伸练习	
❿ 站姿腘绳肌拉伸练习	▶43　▶45　▶47　▶49
⓫ 站姿股四头肌拉伸练习	
★使用慢速或中等速度完成练习，并在动作结束时保持10～20秒的顶峰收缩，具体速度参照第64页的表格。	

第二个训练日　腿部＋脊柱＋腿部＋脊柱＋腹部＋拉伸训练

热　身	进行5分钟强度递增的有氧训练

训练动作

❶ 单腿深蹲练习

❷－❻站躬身练习：第二阶段或第三阶段，四种变式动作

❼ 椅子箭步蹲练习，变式动作

❽－❾ 站姿交叉伸髋练习或健身球俯身练习

❿ 仰卧直腿单侧卷腹★

⓫ 仰卧举腿★

⓬ 跪姿俯身拉伸练习

⓭ 俯卧屈腿拉伸练习

⓮ 仰卧单侧竖腿练习

★使用慢速或中等速度完成练习，并在动作结束时保持10～20秒的顶峰收缩，具体速度参照第64页的表格。

▶98

▶110　▶110　▶110　▶110

▶111　▶101

▶114　▶115

▶69　▶66　▶56

▶55　▶27

第三个训练日　腿部＋背部＋腿部＋背部＋腹部＋拉伸训练

热　身	进行5分钟强度递增的有氧训练
训练动作 ❶ 椅子箭步蹲练习，变式动作 ❷ 单臂弹力带划船练习 ❸-❹ 登台阶练习变式动作或健 身球深蹲练习 ❺ 弹力带水平拉伸练习 ❻ 卷腹★ ❼ 仰卧举腿★ ❽ 腰部卷曲练习，变式动作2 ❾ 背阔肌与腹斜肌拉伸练习 ❿ 站姿腘绳肌拉伸练习 ⓫ 站姿股四头肌拉伸练习 ★使用慢速或中等速度完成练习，并在动作结束时保持10～20秒的顶峰收缩，具体速度参照第64页的表格。	▶101　　▶105　　▶103 ▶99　　▶107 ▶65　　▶66　　▶44 ▶45　　▶47　　▶49

第四个训练日　腿部＋脊柱＋腿部＋脊柱＋腹部＋拉伸训练

热　身	进行5分钟强度递增的有氧训练
训练动作 ❶椅子深蹲练习，变式动作 ❷俯卧伸髋练习 ❸椅子箭步蹲练习 ❹俯卧交叉伸髋练习 ❺仰卧举腿★ ❻平板支撑 ❼-❽跪姿，腰肌拉伸练习 或变式动作 ❾仰卧屈膝拉伸练习 ★使用慢速或中等速度完成练习，并在动作结束时保持10～20秒的顶峰收缩，具体速度参照第64页的表格。	▶97　▶113　▶100 ▶114　▶67　▶71 ▶53　▶54 ▶25

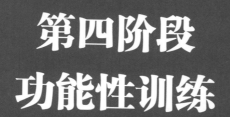

第四阶段
功能性训练

在最后这个阶段，我们会进行更多功能性训练。功能性训练指的是需要全身参与的训练动作，而非只固定刺激某个单一部位的练习。前面讲解的动作都是单独强化身体的不同区域，在这一阶段需要将这些串联起来，从而达到使日常生活中的体态更加标准的目的。

在这个阶段，训练动作会变得更加复合化，对控制身体的能力有较高要求。在开始这个阶段训练前，请一定要确保可以顺利完成之前三个阶段的训练计划。

支撑类练习是很好的可以提高平衡性的训练动作，它还可以强化我们的力量。在这个阶段的练习中，竖脊肌是十分重要的。

可以通过调整来提高训练难度。

● 上半身前倾30°、45°或90°。

● 手臂的姿势（身体后侧、交叉放在胸前、放松、放在身体两侧）。

● 是否使用工具进行辅助练习。

在进行支撑类练习的过程中，为了让训练更具功能性，我们会采用下降并抬起身体的方式进行练习。无论是在动作的上半程还是下半程，都需要保持上半身和大腿呈一条直线。

另外一种抬起身体的训练方式是进行硬拉练习，这个动作可以强化腿部和竖脊肌的肌肉力量。这可以使我们在弯腰搬起一箱水或抱孩子的时候不会产生任何不适感。

改变姿势类练习对于深层肌肉以及手臂肌肉力量有一定的要求。首先需要利用离心训练的方式强化股四头肌，这可以使我们拥有支撑身体体重并慢慢跪在地上的能力。然后从跪姿转变为平板支撑，这对于肱三头肌和核心力量有较高要求，需要注意保持上半身和腿部呈一条直线。最后要回到训练初始姿势，利用较慢的速度以及腿部和手臂的力量进行向心练习。

站姿侧桥练习相比刚才讲到的动作要更加复杂，因为这种姿势的支撑类练习是日常生活中很少出现的，它对于臀中肌和腹斜肌的力量有很高的要求。

功能性训练

训练节奏

第60～63个训练动作以及第67个训练动作需要使用顶峰收缩的方式进行练习：在动作最高点保持10～30秒的顶峰收缩。

这些动作也可以是用较慢的速度进行"424"的练习：数4个数下降身体至支撑姿势，保持2个数，然后再用4个数回到训练初始姿势。

第64个训练动作适合采用极慢的速度进行8～16个数的练习，即每个阶段使用4～8个数的节奏进行练习。

第65个训练动作是硬拉训练，虽然它是一个熟知的肌肉训练动作，但是在练习时要使它更加贴近生活。训练节奏方面需要采用"424"的方法：数4个数拉起物体，保持2个数，然后再用4个数放下物体。

第66个训练动作是前面提到的由站姿转变为跪姿的练习：在每一次转变姿势的过程中数4～8个数，并且保持平板支撑30秒左右。

60 俯身30°～45°支撑练习

这个动作的难度主要在于保持上半身和腿部呈一条直线。

1 站姿，双脚间站距与骨盆同宽，向后伸直右腿同时向前倾上半身，保持右腿和上半身呈一条直线。

2 尝试向前倾30°～45°并保持这个姿势，切忌出现闭气现象，肩自然下垂。

3 保持身体平衡，左膝关节微屈，右脚尖微屈。

4 注意保持左侧髋关节稳定，脊柱呈自然生理弯曲，避免右脚下落。

保持这个姿势20～30秒，然后回到训练初始姿势并交换进行另一侧练习。可以采用第18个训练动作（第43页）进行拉伸放松，每侧需完成1～3组重复练习。

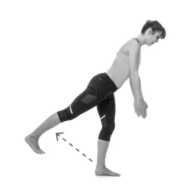

变式动作

双手放在颈后进行练习

为了带给脊柱肌群更高的训练强度，我们可以采用双手放在颈后的姿势进行练习。

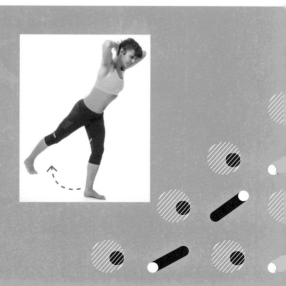

61 俯身水平支撑练习

这个动作与上个动作相似，但需要保持上半身与地面平行的姿势。

1 站姿，双脚间站距与骨盆同宽，双手伸直于身体两侧，与前一个动作一样向前倾上半身，然后抬起右腿，使上半身、右腿与地面平行。

2 当身体与地面平行后，放松手臂自然下垂，左膝盖保持轻微弯曲。

● 保持这个姿势10～30秒或更多，然后回到训练初始姿势并交换进行另一侧练习。放松1～2分钟，并采用第18个训练动作（第43页）进行拉伸放松，每侧需完成1～3组重复练习。

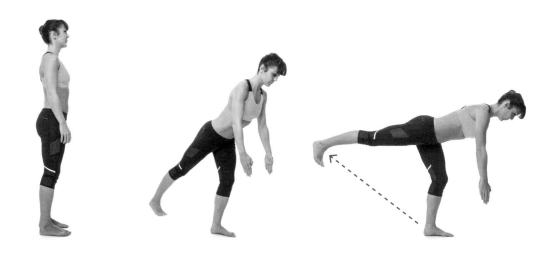

62 俯身水平支撑练习，手臂伸直

这个动作与上个动作相似，不过需要保持手臂向前伸直，这会增加腰部所受到的压力。

与第61个动作的练习方式类似，不过需要注意将手臂向前伸直。保持上半身与地面平行的姿势10～30秒，切忌出现闭气现象。

● **交换进行另一侧练习，每侧需完成1～2组重复练习。**

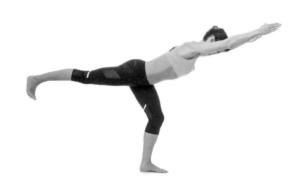

63 不平衡俯身支撑练习

这个动作对于身体平衡性的要求更高。

为了增加对身体平衡性的考验，可以在进行第60～62个训练动作时将脚放在一小块毛巾上进行练习。

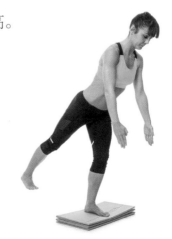

64 单腿俯身提拉练习

这个动作可以提高身体的平衡性及躯干力量。

1 站姿，双脚平行站立，将一个重物（例如1.5L水）放在身前1米处。上半身前倾并向后伸直右腿至身体与地面平行，双手自然下垂。

2 双手握住重物，此时上半身要位于腿部下方的位置，时刻保持右腿伸直。

3 握住重物并重新回到训练初始姿势。

● 重复4～6次练习，然后交换另一侧练习，每侧需完成2～3组重复练习，在下降和上升过程中都数4个数完成。可以采用第18个训练动作（第43页）进行拉伸放松。

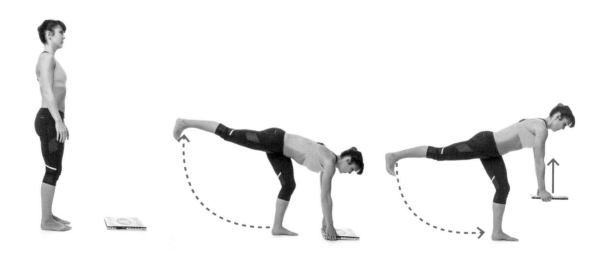

65 硬拉

当熟练掌握标准动作姿势后再增加训练负荷。

1 双脚间站距比肩略宽，双脚站立于重物前。

2 屈膝并前倾上半身，保持脊柱直立。

3 手臂伸直并握住重物，深吸气然后数4个数伸直腿部站起。

4 在最高点保持2个数，上半身保持竖直，臀部收紧，然后数4个数回到训练初始姿势。

● 进行6～12次重复练习，休息1～2分钟，完成1～3组。如果在生活中需要抱起孩子，那么也请注意使用这样的姿势。

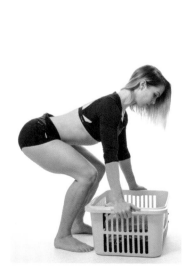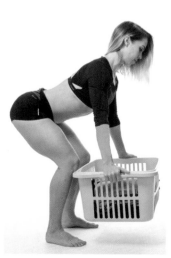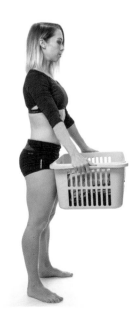

66 改变姿势类练习

这个动作可以强化整个身体的力量。

第一阶段：站姿—跪姿

1 站姿，双脚间站距与骨盆同宽，右脚向后站一步，数2～4个数下蹲至右膝盖触地。双手放在髋关节或左膝盖上。

2 然后左腿同样向后屈膝至膝盖触地，膝盖与髋关节、肩关节呈一条直线。

第二阶段：跪姿—平板支撑

1 双手伸直然后向后伸直腿部，保持竖脊肌和腹部肌肉的强烈收缩。

2 深呼吸，肩部自然下垂，脊柱保持正常的生理弯曲。

3 保持这个姿势30秒至1分钟。

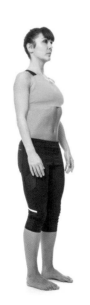
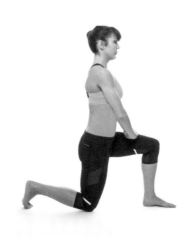
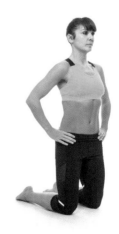

第三阶段：平板支撑—跪姿
—站姿

1 数2个数慢慢抬起膝盖至跪姿，再数2个数抬起左腿并回到第一阶段，左腿与右腿都保持90°。

2 左腿与右腿同时发力，数2~4个数站起并回到双脚平行站立的姿势。

3 在站起的过程中注意保持上半身垂直，双手放在髋关节或膝盖上。

第四阶段：交换另一侧进行
练习

按照前面的步骤进行左侧练习。

● **在交换进行另一侧练习前休息1~2分钟。**

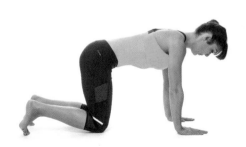
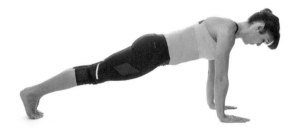

67 侧桥30°～45°支撑练习

虽然这个动作相比普通的支撑类练习更加复杂，但同时也很有效。

1 站姿，双脚间站距与骨盆同宽，膝盖微屈，脚尖朝外打开。

2 右腿向右侧抬起，上半身朝左倾斜，上半身与右腿呈一条直线。

3 保持上半身倾斜30°～45°的姿势：

① 双手放在髋关节上。

② 双手交叉握在胸前。

③ 双手放在颈后。

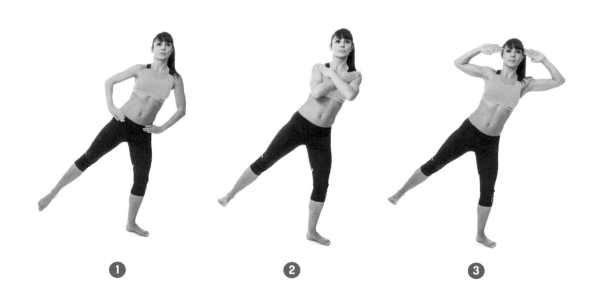

❶ ❷ ❸

变式动作

使用健身球进行练习

1）可以使用健身球进行练习，这会大大降低训练难度。在练习时同样需要注意保持上半身和腿部呈一条直线。

2）也可以选择抬起同侧手臂的方式进行练习。

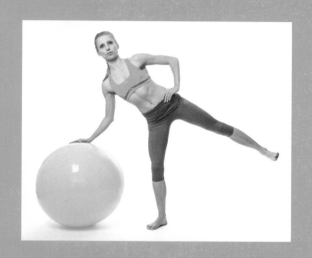

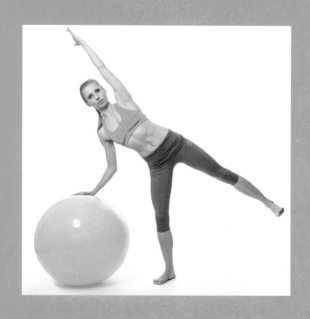

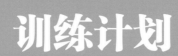
训练计划

计划细节

这个阶段的计划共持续2周，每周进行4次训练（周一、周二、周四、周五），这可以使我们在周末获得充分的休息。

第1个和第3个训练日会交替进行腿部训练和功能性训练，并以一个腹部训练动作和拉伸训练动作收尾。

第2个训练日与第一阶段的练习相似，依旧是有氧训练＋拉伸训练的组合（第23～56页）。最后一个训练日则安排的是有氧训练＋核心训练。

第 一 周

第一个训练日　（腿部训练 + 2个功能性训练）× 2 + 腹部训练 + 拉伸训练

热　身	进行5分钟强度递增的有氧训练
训练动作	▶97　▶127　▶127
❶ 椅子深蹲练习，变式动作	
❷ 俯身30°～45°支撑练习	
❸ 俯身30°～45°支撑练习，变式动作	
❹ 椅子箭步蹲练习	▶100　▶128　▶129
❺ 俯身水平支撑练习	
❻ 俯身水平支撑练习，手臂伸直	
❼ 卷腹★	▶65　▶66　▶33
❽ 仰卧举腿★	
❾ 平躺拉伸	
❿ 仰卧屈膝拉伸练习	
⓫ 侧卧单侧屈腿拉伸练习	▶25　▶28　▶27
⓬ 仰卧单侧竖腿练习	
★使用慢速或中等速度完成练习，并在动作结束时保持20秒的顶峰收缩，具体速度参照第64页的表格。	

第二个训练日　有氧训练 + 拉伸训练：第一类～第三类任选

有氧训练	从第57～62页的训练日安排中选择一个进行练习
拉伸训练：第一类～第三类任选	

137

第三个训练日　（腿部训练＋2个功能性训练）×2＋腹部训练＋拉伸训练

热　身	进行5分钟强度递增的有氧训练
训练动作 ❶ 椅子深蹲练习，变式动作 ❷ 不平衡俯身支撑练习，从第60～62个动作中任选 ❸ 单腿俯身提拉练习 ❹ 登台阶练习 ❺ 硬拉 ❻ 改变姿势类练习 ❼ 单腿屈膝侧向卷腹★ ❽ 仰卧屈膝拉伸练习 ❾ 脊柱旋转练习 ★使用慢速或中等速度完成练习，并在动作结束时保持20秒的顶峰收缩，具体速度参照第64页的表格。	▶97　　▶127-129　　▶130 ▶102　　▶131　　▶132 ▶68　　▶25　　▶32

第四个训练日　有氧训练＋核心训练：第一类～第八类任选

有氧训练	从第82～93页的训练日安排中选择一个进行练习
核心训练：第一类～第八类任选	

第 ② 周

第一个训练日 （腿部训练 + 2个功能性训练）×2 + 腹部训练 +
拉伸训练

热 身	进行5分钟强度递增的有氧训练
训练动作 ❶ 单腿深蹲练习 ❷-❸ 侧桥30°～45°支撑练习 ❹ 改变姿势类练习 ❺ 椅子箭步蹲练习，变式动作 ❻ 硬拉 ❼ 单腿俯身提拉练习 ❽ 两头起★ ❾-❿ 跪姿腰肌拉伸练习及变式动作 ⓫ 跪姿圆背拉伸练习 ★使用慢速或中等速度完成练习，并在动作结束时保持20秒的顶峰收缩，具体速度参照第64页的表格。	▶98　▶134　▶134 ▶132　▶101　▶131 ▶130　▶67　▶54 ▶53　▶51

第二个训练日　有氧训练 + 拉伸训练：第四类～第六类任选

有氧训练	从第57～62页的训练日安排中选择一个进行练习
拉伸训练：第四类～第六类任选	

第三个训练日　（腿部训练＋2个功能性训练）×2＋腹部训练＋拉伸训练

热　　身	进行5分钟强度递增的有氧训练
训练动作 ❶ 健身球深蹲练习★ ❷ 椅子深蹲练习，变式动作 ❸ 不平衡俯身支撑练习 ❹ 俯身水平支撑练习，手臂伸直 ❺ 登台阶练习，变式动作 ❻ 俯身水平支撑练习 ❼ 俯身30°～45°支撑练习，变式动作 ❽ 仰卧直腿单侧卷腹★★ ❾ 仰卧屈膝旋转练习 ❿ 脊柱旋转练习 ⓫ 侧卧单腿屈膝拉伸练习 ★双腿同时蹲起进行动态练习，单腿深蹲进行10～30秒的顶峰收缩练习。 ★★使用慢速或中等速度完成练习，并在动作结束时保持20秒的顶峰收缩，具体速度参照第64页的表格。	▸99　▸97　▸129 ▸129　▸103　▸128 ▸127　▸69　▸26 ▸32　▸28

第四个训练日　有氧训练＋核心训练：第九类～第十六类任选

有氧训练	从第82～93页的训练日安排中选择一个进行练习
核心训练：第九类～第十六类任选	